Infermiera

in Psichiatria

La Guida Completa

SILVIA REALI

Indice dei contenuti

« *La psichiatria non è semplicemente l'arte della diagnosi, ma la scienza profonda dell'ascolto, della comprensione e della guida dell'anima attraverso le sue tempeste interiori.* »

INTRODUZIONE

Panoramica della psichiatria come campo medico.

La psichiatria, con tutti i suoi misteri e le sue scoperte, è l'affascinante branca della medicina che esplora le profondità della mente umana. Fin dagli albori della nostra storia, l'umanità ha cercato di comprendere la natura dei disturbi della mente, quegli enigmi che sembrano in contrasto con le lesioni fisiche visibili. In effetti, la psichiatria, attraverso le sue numerose metamorfosi, si è dedicata alla ricerca di queste risposte, navigando nei meandri della coscienza, dell'inconscio, delle emozioni e del comportamento.

La psichiatria ha sempre avuto un posto speciale nel vasto e variegato campo della medicina. La psichiatria si interessa non solo alla biologia del cervello, ma anche all'impatto delle esperienze di vita, delle culture e delle società sulla nostra salute mentale. Si distingue per la sua capacità di collegare corpo e mente, riconoscendo che il nostro benessere mentale è fondamentale quanto la nostra salute fisica.

Dall'antichità, quando si credeva che la malattia mentale fosse il risultato dell'ira degli dei, al Rinascimento, quando i manicomi e gli ospizi erano la norma, la psichiatria si è evoluta nella disciplina moderna che riconosce, studia e tratta i disturbi mentali da una prospettiva sia scientifica che umana. Oggi utilizza metodi avanzati che vanno dalle terapie comportamentali alla psicofarmacologia, pur rimanendo incentrata sull'individuo.

La psichiatria ha anche dato origine a dibattiti filosofici sulla natura della realtà, della normalità e dell'alterità. Che cosa costituisce un'esperienza mentale sana? Come possiamo distinguere la sofferenza psicologica dalle normali variazioni dell'esperienza umana? Queste domande sono al centro della psichiatria e richiedono un'introspezione continua, non solo da parte degli operatori sanitari, ma anche da parte della società nel suo complesso.

Come campo medico, la psichiatria è un'avventura profondamente umana, in evoluzione e interdisciplinare. Ci ricorda che la cura della mente è essenziale quanto la cura del corpo, e che è nostro dovere continuare a ricercare, imparare ed evolvere la nostra comprensione di questo universo intangibile ma vitale che è la mente umana.

Importanza dell'infermiere in un reparto psichiatrico.

Al centro dell'assistenza psichiatrica c'è l'infermiere, un pilastro essenziale nelle dinamiche di un team multidisciplinare. Il loro ruolo va ben oltre la semplice esecuzione di compiti medici; gli infermieri psichiatrici sono spesso la prima linea di interazione con i pazienti, offrendo ascolto, comprensione e sostegno.

Questi professionisti dell'assistenza operano in un mondo in cui la comunicazione e l'empatia sono di fondamentale importanza. A differenza di altre specialità mediche, dove i sintomi possono spesso essere visti o misurati, in psichiatria la sofferenza si annida nell'intangibile, nella complessità della mente e delle emozioni. Ed è qui che gli infermieri entrano in gioco con sottigliezza e finezza, utilizzando la loro formazione e il loro intuito per valutare e intervenire, ma anche per costruire relazioni terapeutiche basate sulla fiducia.

Inoltre, gli infermieri psichiatrici sono formati per affrontare situazioni potenzialmente volatili o imprevedibili. Spesso si trovano di fronte a crisi che richiedono una risposta rapida, calma e informata, sia per disinnescare un paziente agitato che per fornire un sostegno immediato a una persona in grave difficoltà.

Oltre a gestire le emergenze, gli infermieri svolgono un ruolo fondamentale nell'assistenza ai pazienti. Svolgono un ruolo attivo nella stesura dei piani di cura, nel coordinamento con altri professionisti sanitari e nell'attuazione degli interventi terapeutici. Il loro ruolo si estende anche all'educazione dei pazienti e delle loro famiglie, aiutandoli a comprendere la malattia, il trattamento e il modo migliore per gestire la situazione giorno per giorno.

Bisogna anche ricordare che gli infermieri psichiatrici sono spesso agenti di cambiamento. Lavorando direttamente sul campo, sono in grado di osservare le carenze, le esigenze e le opportunità di miglioramento. Possono quindi contribuire all'innovazione dell'assistenza psichiatrica, proponendo nuovi metodi e approcci, sempre nell'interesse del paziente.

In definitiva, l'infermiere psichiatrico incarna un delicato equilibrio tra scienza e umanità. Combinano una solida formazione medica con una profonda comprensione delle esigenze emotive e psicologiche dei loro pazienti. La loro importanza nel campo della psichiatria non può essere sottovalutata, in quanto svolgono un ruolo chiave nella guarigione, nel benessere e nella dignità dei loro pazienti.

Capitolo 1

STORIA DELLA PSICHIATRIA E L'EVOLUZIONE DEL RUOLO DELL'INFERMIERE

Storia del trattamento malattia mentale.

La storia del trattamento delle malattie mentali è antica quanto la storia della civiltà stessa. Riflette il modo in cui le diverse culture ed epoche hanno compreso e risposto alla sofferenza mentale, passando dalla superstizione e dalla stigmatizzazione a una comprensione più sfumata e compassionevole.

Antichità:
Nell'antichità, la malattia mentale era spesso attribuita a cause soprannaturali, come la possessione demoniaca o l'ira degli dei. I trattamenti andavano dagli esorcismi ai rituali religiosi. Tuttavia, personaggi come Ippocrate nell'antica Grecia suggerirono che queste malattie potevano avere cause fisiologiche, sostenendo approcci più naturali, come cambiamenti nella dieta o riposo.

Il Medioevo:
Durante il Medioevo in Europa, la comprensione della malattia mentale era ampiamente influenzata dalla religione. L'Inquisizione e la caccia alle streghe prendevano spesso di mira coloro che venivano percepiti come mentalmente diversi. Tuttavia, in alcuni luoghi nacquero i manicomi, anche se si trattava più di luoghi di isolamento che di veri e propri centri di cura.

Rinascimento:
All'epoca del Rinascimento, ci fu un rinnovato interesse per la scienza e la medicina. Nonostante questo, le condizioni nei manicomi non cambiarono quasi mai e molti pazienti furono maltrattati o trascurati.

XVIII e XIX secolo:
L'Illuminismo portò un approccio più umanitario. Figure come Philippe Pinel in Francia sostennero un trattamento più compassionevole dei malati mentali. Negli Stati Uniti,

Dorothea Dix si batté per la creazione di manicomi dove i pazienti potessero ricevere cure reali. Fu anche in questo periodo che iniziò a emergere il concetto di psicoterapia.

20° secolo:

La scoperta degli antipsicotici negli anni '50 ha segnato una svolta importante. Questi farmaci hanno permesso a molti pazienti di vivere una vita relativamente normale al di fuori degli istituti. Anche la psicoterapia, in particolare la psicoanalisi di Freud, guadagnò popolarità.

Tuttavia, la metà e la fine del XX secolo hanno visto una transizione verso la deistituzionalizzazione, con lo spostamento dell'assistenza dagli ospedali alla comunità. Questo è stato sia celebrato per la promozione dell'autonomia dei pazienti, sia criticato per aver lasciato alcuni senza un'assistenza adeguata.

21° secolo:

Oggi, il trattamento della malattia mentale ha un approccio olistico, che combina farmaci, terapia, interventi comunitari e strategie di recupero. Lo stigma persiste, ma c'è anche un crescente riconoscimento dell'importanza della salute mentale a tutti i livelli della società.

Nel corso dei secoli, il modo in cui la società ha percepito e trattato la malattia mentale ha oscillato tra compassione e stigmatizzazione, tra ricerca e paura. Questo percorso storico sottolinea l'importanza di continuare a cercare modi più efficaci e umani per sostenere coloro che lottano contro la malattia mentale.

Evoluzione del ruolo dell'infermiere psichiatrico.

L'evoluzione del ruolo dell'infermiere psichiatrico riflette i profondi cambiamenti nel modo in cui la società si avvicina e comprende la salute mentale. Da semplice custode a terapeuta specializzato, l'infermiere psichiatrico ha subito una notevole trasformazione nel corso dei decenni.

Origini:
Agli albori dei manicomi psichiatrici, gli infermieri erano spesso visti come guardiani. Il loro ruolo principale era quello di mantenere l'ordine, supervisionare i pazienti e garantire la sicurezza dell'istituto. La formazione era minima e gli interventi erano in gran parte dettati dai medici.

Inizio del XX secolo:
Con l'affermarsi della psicologia e della psichiatria come discipline scientifiche, l'infermiere psichiatrico iniziò a svolgere un ruolo più attivo nel trattamento dei pazienti. Gli infermieri sono stati formati per osservare e riferire sul comportamento dei pazienti, somministrare farmaci e assistere con terapie come i bagni o la terapia elettroconvulsiva.

Metà del XX secolo:
L'introduzione dei farmaci antipsicotici e l'ascesa della psicoterapia hanno portato nuove dimensioni al ruolo dell'infermiere. Gli infermieri sono stati sempre più visti come membri essenziali del team terapeutico. La loro formazione si è ampliata e hanno iniziato a svolgere un ruolo attivo nello sviluppo e nell'attuazione dei piani di trattamento.

Fine del XX secolo e inizio del XXI secolo:
Con il passaggio alla deistituzionalizzazione e all'assistenza centrata sulla comunità, gli infermieri psichiatrici si sono trovati in prima linea nell'assistenza comunitaria. Si sono occupati della gestione dei casi, del coordinamento dell'assistenza e della supervisione del trattamento farmacologico. Gli infermieri specializzati, o infermieri professionali psichiatrici, hanno acquisito competenze avanzate nella diagnosi, nella prescrizione di farmaci e nella somministrazione di terapie.

Gli infermieri hanno anche svolto un ruolo chiave nella promozione della salute mentale, nella prevenzione e nell'educazione dei pazienti e della comunità. Il loro approccio si è anche ampliato per includere non solo la gestione della malattia, ma anche il sostegno al recupero e la difesa dei diritti dei pazienti.

L'evoluzione del ruolo dell'infermiere psichiatrico testimonia la crescente importanza attribuita alla salute mentale e il riconoscimento del ruolo centrale che gli infermieri svolgono nel fornire un'assistenza compassionevole e specializzata. Mentre la psichiatria stessa continua ad evolversi, è chiaro che gli infermieri rimarranno al centro di questa trasformazione, fornendo competenza, compassione e dedizione in ogni fase del percorso.

Impatto delle scoperte medico e scientifico.

La storia della psichiatria è strettamente legata a quella delle scoperte mediche e scientifiche che hanno plasmato non solo la nostra comprensione della malattia mentale, ma anche i nostri metodi di trattamento. Ogni progresso ha avuto un impatto profondo sui pazienti, sugli operatori e sulla società nel suo complesso.

1. I neurotrasmettitori:
La scoperta dei neurotrasmettitori, sostanze chimiche che facilitano la comunicazione tra i neuroni, ha rivoluzionato la nostra comprensione del funzionamento del cervello. Questo ha portato alla formulazione di teorie sullo squilibrio chimico come causa potenziale di alcune malattie mentali.

2. Psicofarmaci:
Lo sviluppo di farmaci come gli antipsicotici, gli antidepressivi e gli ansiolitici ha trasformato radicalmente il trattamento della malattia mentale. Ad esempio, la scoperta della clorpromazina negli anni '50 ha permesso ai pazienti schizofrenici di vivere fuori dagli ospedali e ha inaugurato l'era della psicofarmacologia.

3. Tecniche di imaging cerebrale:
Strumenti come la risonanza magnetica e la PET hanno permesso ai ricercatori di osservare il cervello in azione e di identificare le differenze strutturali e funzionali associate ad alcuni disturbi psichiatrici.

4. Terapie cognitivo-comportamentali (CBT):
Basata su una solida ricerca scientifica, la CBT si è dimostrata efficace nel trattamento di molte malattie mentali, aiutando i pazienti a identificare e modificare i modelli negativi di pensiero e di comportamento.

5. Genetica e psichiatria:
La ricerca sull'ereditarietà di alcune malattie mentali ha aperto la strada alla psichiatria molecolare. Sebbene l'origine esatta della maggior parte dei disturbi mentali rimanga complessa, è ormai chiaro che esiste una componente genetica in condizioni come la schizofrenia, il disturbo bipolare e la depressione.

6. Neuroplasticità:

La scoperta che il cervello può cambiare e adattarsi nel corso della vita, anche in età adulta, ha influenzato gli approcci alla riabilitazione e alla terapia, sottolineando **il potenziale di recupero e di crescita.**

7. Trattamenti biologici:

Oltre ai farmaci, approcci come la terapia elettroconvulsiva (ECT), la stimolazione magnetica transcranica (TMS) e la stimolazione cerebrale profonda (DBS) sono emersi come trattamenti potenzialmente efficaci per condizioni resistenti ad altre forme di intervento.

Ogni scoperta medica e scientifica ha portato un nuovo livello di comprensione e di opportunità nel campo della psichiatria. Questi progressi non solo hanno migliorato i risultati per milioni di pazienti, ma hanno anche contribuito a ridurre lo stigma associato alla malattia mentale. Basata su prove solide, la psichiatria continua ad evolversi, promettendo interventi migliori e una migliore qualità di vita per chi soffre di disturbi mentali.

CAPITOLO 2

ANATOMIA E FISIOLOGIA DEL CERVELLO

Base neurobiologica disturbi psichiatrici.

La neurobiologia si è rivelata un campo cruciale per decifrare i misteri che circondano i disturbi psichiatrici. Sebbene i meccanismi esatti di molti disturbi siano ancora poco conosciuti, alcuni progressi notevoli ci hanno permesso di comprendere le basi neurobiologiche dei disturbi mentali.

1. I neurotrasmettitori:
È ampiamente riconosciuto che gli squilibri dei neurotrasmettitori svolgono un ruolo centrale in molti disturbi psichiatrici:
- **Depressione**: le teorie suggeriscono che la depressione può derivare da uno squilibrio di alcuni neurotrasmettitori come la serotonina, la noradrenalina e la dopamina.
- **Schizofrenia:** è associata all'iperattività dopaminergica in alcune aree del cervello.
- **Disturbi d'ansia**: possono essere collegati a uno squilibrio del sistema GABAergico o del neurotrasmettitore serotonina.

2. Circuiti cerebrali:
Si sospetta anche che i disturbi di specifici circuiti cerebrali siano alla base di alcuni disturbi:
- **Disturbo ossessivo-compulsivo (OCD)**: L'iperattività è stata osservata nel circuito cingolo-striato-talamo-corticale.
- **Disturbo da stress post-traumatico (PTSD)**: Le aree coinvolte comprendono l'amigdala, la corteccia prefrontale mediale e l'ippocampo.

3. Neuroplasticità:
Le alterazioni nella capacità del cervello di formare nuove connessioni e di adattarsi possono essere collegate a disturbi come la depressione. Per esempio, una ridotta

neuroplasticità nell'ippocampo è stata associata a episodi depressivi.

4. Aspetti genetici:
La genetica gioca un ruolo determinante nella vulnerabilità ad alcune malattie mentali. Mutazioni o variazioni in geni specifici possono aumentare il rischio di sviluppare disturbi come la schizofrenia, il disturbo bipolare o l'autismo.

5. Infiammazione e immunità:
Recenti ricerche suggeriscono che una risposta immunitaria iperattiva, che porta all'infiammazione, può contribuire a condizioni come la depressione e la schizofrenia.

6. Fattori ambientali e neurobiologia:
Le esperienze traumatiche, in particolare durante i periodi cruciali dello sviluppo, possono provocare cambiamenti neurobiologici. Per esempio, un trauma infantile può influenzare le dimensioni e la funzione dell'amigdala o dell'ippocampo, contribuendo a disturbi come il PTSD o i disturbi dell'attaccamento.

La complessità del cervello umano rende estremamente difficile isolare le cause neurobiologiche dei disturbi psichiatrici. Tuttavia, i progressi scientifici hanno ampiamente contribuito a far luce su alcuni meccanismi fondamentali, consentendo lo sviluppo di trattamenti più mirati ed efficaci. La continua integrazione delle scoperte neurobiologiche, genetiche e ambientali è essenziale per migliorare il trattamento e la comprensione delle malattie mentali.

Interazione tra il cervello, neurotrasmettitori e psicofarmaci.

L'interazione tra il cervello, i neurotrasmettitori e gli psicofarmaci è al centro della farmacologia psichiatrica. Per comprendere questo scambio complesso, è essenziale capire le basi della segnalazione neuronale e come i farmaci possono influenzare questi processi.

1. Comunicazione neuronale e neurotrasmettitori:
Il cervello è composto da miliardi di neuroni e la comunicazione tra loro avviene principalmente attraverso le sinapsi. In queste giunzioni, le molecole chimiche chiamate neurotrasmettitori vengono rilasciate da un neurone e ricevute da un altro attraverso recettori specifici. Questo processo innesca una serie di eventi elettrici e chimici che influenzano il funzionamento del neurone recettore.

2. Squilibrio dei neurotrasmettitori e malattia mentale:
Alcuni disturbi psichiatrici sono associati a squilibri dei neurotrasmettitori. Per esempio, la depressione può essere legata a una riduzione della serotonina, della noradrenalina o della dopamina in alcune parti del cervello.

3. Psicofarmaci:
Gli psicofarmaci intervengono in questo processo di comunicazione neuronale, influenzando la produzione, il rilascio, la ricezione o la degradazione dei neurotrasmettitori.
- **Antidepressivi**: la maggior parte degli antidepressivi, come gli inibitori selettivi della ricaptazione della serotonina (SSRI), agiscono bloccando la ricaptazione della serotonina, aumentandone così la disponibilità nella sinapsi.

- **Antipsicotici**: questi farmaci, utilizzati principalmente per trattare la schizofrenia, agiscono bloccando i recettori della dopamina, riducendone l'azione. Alcuni antipsicotici di nuova generazione agiscono anche su altri neurotrasmettitori, come la serotonina.
- **Ansiolitici**: le benzodiazepine, ad esempio, aumentano l'effetto del GABA, un neurotrasmettitore inibitorio, producendo un effetto calmante.
- **Stabilizzatori dell'umore**: farmaci come il litio, utilizzato per trattare il disturbo bipolare, hanno un meccanismo d'azione più complesso che può coinvolgere diversi sistemi neurotrasmettitoriali.

4. Effetti collaterali e implicazioni terapeutiche:

Poiché questi farmaci agiscono sui sistemi neurotrasmettitoriali, possono anche causare effetti collaterali. Ad esempio, i farmaci che aumentano la dopamina possono migliorare l'umore o ridurre i sintomi psicotici, ma possono anche causare movimenti involontari o altri effetti indesiderati. È quindi fondamentale regolare i dosaggi e monitorare i pazienti per ottimizzare i benefici terapeutici e ridurre al minimo gli effetti collaterali.

La comprensione dell'interazione tra il cervello, i neurotrasmettitori e gli psicofarmaci è essenziale per la psichiatria moderna. Non solo permette di sviluppare trattamenti più efficaci, ma anche di comprendere le basi biologiche della malattia mentale. Con lo sviluppo di queste conoscenze, possiamo sperare in interventi ancora più mirati e personalizzati per ogni individuo, tenendo conto delle sfumature del cervello e della sua biochimica.

Capitolo 3

DISTURBI DISTURBI PSICHIATRICI MAGGIORI

Classificazione dei disturbi (DSM-V).

Il DSM-5, o "Manuale diagnostico e statistico dei disturbi mentali, quinta edizione", è uno dei principali strumenti di riferimento per i professionisti della salute mentale negli Stati Uniti e in molti altri Paesi. Fornisce una classificazione dei disturbi mentali e definisce i criteri diagnostici per ciascuno di essi. Ecco una panoramica semplificata delle principali categorie di disturbi definiti nel DSM-5:

- Disturbi del neurosviluppo: si tratta di condizioni che compaiono precocemente nello sviluppo. Comprendono:
    - Disturbo dello spettro autistico
    - Disturbo da deficit di attenzione e iperattività (ADHD)
    - Disturbi della comunicazione
    - Difficoltà specifiche di apprendimento
- Disturbi psicotici: sono caratterizzati da cambiamenti nel pensiero, nelle percezioni e/o nel comportamento.
    - Schizofrenia
    - Disturbo schizoaffettivo
- Disturbi bipolari e correlati:
    - Disturbo bipolare I e II
    - Ciclotimia
- Disturbi depressivi:
    - Disturbo depressivo maggiore
    - Disturbo distimico (o disturbo depressivo persistente)
    - Disturbi depressivi indotti da sostanze/ medicinali
- Disturbi d'ansia:
    - Disturbo d'ansia generalizzato
    - Disturbo di panico
    - Fobie specifiche
    - Disturbo d'ansia sociale

- Disturbo d'ansia da separazione
- Stress e disturbi legati al trauma:
  - Disturbo post-traumatico da stress (PTSD)
  - Disturbo acuto da stress
  - Disturbo di adattamento
- Disturbo ossessivo-compulsivo e disturbi correlati:
  - Disturbo ossessivo-compulsivo (OCD)
  - Disturbo da strappo dei capelli (tricotillomania)
  - Disturbo da accumulo
- Disturbi somatoformi:
  - Disturbo del dolore
  - Disturbo somatico legato a una forma funzionale
- Disturbi alimentari:
  - Anoressia nervosa
  - Bulimia nervosa
  - Disturbo da abbuffata
- Disturbi dell'escrezione:
- Enuresi
- Incopresi
- Disturbi del sonno e della veglia:
- Insonnia
- Narcolessia
- Sindrome da apnea del sonno
- Funzione sessuale compromessa:
- Disfunzione erettile
- Disturbo dell'eccitazione sessuale femminile
- Dismorfia dell'identità di genere.
- Disturbi da uso di sostanze e disturbi indotti da sostanze:
- Dipendenza da alcol
- Disturbo da uso di oppioidi
- Disturbi neurocognitivi:
- Disturbo neurocognitivo maggiore (come la malattia di Alzheimer)
- Disturbo neurocognitivo lieve
- Disturbi della personalità:

- Disturbo borderline di personalità
- Disturbo antisociale di personalità
- Disturbo evitante di personalità
- Altri disturbi mentali.

Va notato che questo elenco è lungi dall'essere esaustivo e non copre tutti i disturbi specifici o i sottotipi elencati nel DSM-5. Il manuale cerca di essere uno strumento vivo, che si adatta alla luce delle nuove scoperte e dei dibattiti clinici.

Sintomi, diagnosi e trattamento di disturbi come schizofrenia, bipolarismo, depressione maggiore, ecc.

Vediamo i sintomi, la diagnosi e il trattamento di questi tre principali disturbi psichiatrici: schizofrenia, disturbo bipolare e depressione maggiore.

1. Schizofrenia
Sintomi:
- **Sintomi positivi**: allucinazioni, deliri, pensiero disorganizzato, comportamento agitato o bizzarro.
- **Sintomi negativi**: apatia, anedonia (incapacità di provare piacere), ridotta espressione emotiva, difficoltà a iniziare e sostenere le attività.

Diagnosi:
La diagnosi si basa su una valutazione clinica che comprende l'anamnesi, l'esame mentale e spesso la diagnostica per immagini del cervello.

Trattamento:
- **Farmaci antipsicotici**: possono aiutare a gestire i sintomi positivi.
- **Terapia cognitivo-comportamentale**: può aiutare a gestire i sintomi.

- **Programmi di riabilitazione**: per aiutare i pazienti a sviluppare competenze sociali e professionali.

2. Disturbo bipolare (Bipolarismo)
Sintomi:
- **Fase maniacale**: esagerazione dell'autostima, riduzione del bisogno di dormire, chiacchiere eccessive, pensieri in fuga, distraibilità, aumento delle attività focalizzate (spesso con una prospettiva grandiosa).
- **Fase depressiva**: sentimenti di tristezza o di disperazione, perdita di interesse o di piacere nella maggior parte delle attività, disturbi del sonno, affaticamento, sentimenti di inutilità o di colpa eccessiva, difficoltà di concentrazione, pensieri di morte o di suicidio.

Diagnosi:
- Si basa su una valutazione clinica, che comprende un'anamnesi medica e psichiatrica dettagliata.

Trattamento:
- Stabilizzatori dell'umore come il litio.
- **Antipsicotici** per gestire gli episodi maniacali.
- **Antidepressivi** per trattare gli episodi depressivi.
- **Terapia cognitivo-comportamentale** per aiutare a identificare e modificare i comportamenti e i pensieri negativi.

3. Depressione maggiore
Sintomi:
- Sentimenti di tristezza o disperazione.
- Perdita di interesse o di piacere nelle attività.
- Cambiamenti di peso o di appetito.
- Disturbi del sonno.
- Stanchezza o perdita di energia.
- Sentimenti di inutilità.
- Difficoltà di concentrazione.
- Pensieri o tentativi di suicidio.

Diagnosi:
- È necessaria una valutazione clinica approfondita, con particolare attenzione all'anamnesi medica e psichiatrica.

Trattamento:
- **Antidepressivi**: esistono diverse classi, come gli SSRI (inibitori selettivi della ricaptazione della serotonina).
- **Terapia cognitivo-comportamentale** per aiutare a modificare i pensieri negativi.
- **Terapia elettroconvulsiva (ECT): viene** utilizzata nei casi gravi in cui gli altri trattamenti hanno fallito.
- **Psicoterapia**: possono essere utili diverse modalità terapeutiche, a seconda delle esigenze individuali del paziente.

È fondamentale consultare un professionista della salute mentale per ottenere una diagnosi accurata e un piano di trattamento adeguato. Questi riassunti sono panoramiche generali e non coprono tutti gli aspetti di ciascun disturbo.

Impatto sociale e problemi familiari.

I disturbi psichiatrici hanno spesso conseguenze profonde non solo per le persone che ne soffrono, ma anche per le loro famiglie, gli amici e la società nel suo complesso. Comprendere questi impatti può aiutare a sensibilizzare e a rafforzare il sostegno ai pazienti e alle loro famiglie.

1. Impatto sociale
- **Stigma e discriminazione**: Le persone con disturbi mentali possono essere stigmatizzate e discriminate. Questo può limitare il loro accesso al lavoro, all'alloggio o alla partecipazione alla vita sociale.
- **Isolamento**: a causa della stigmatizzazione o di sintomi come il ritiro sociale o la paranoia, queste

persone possono isolarsi o essere escluse dalla società.

- **Problemi professionali**: i disturbi possono influire sulla capacità di una persona di lavorare o di mantenere un lavoro, il che può portare all'instabilità finanziaria.
- **Comportamenti a rischio**: alcuni disturbi, soprattutto se non trattati, possono aumentare il rischio di comportamenti pericolosi o autodistruttivi, come l'uso eccessivo di alcol o droghe, o il comportamento criminale.
- **Accesso alle cure**: lo stigma e la mancanza di consapevolezza possono ostacolare l'accesso a cure adeguate e tempestive.

2. Impatto sulla famiglia
- **Tensione relazionale**: i sintomi di un disturbo mentale, come l'irritabilità o il ritiro, possono causare tensione o conflitto all'interno della famiglia.
- **Carico emotivo e fisico**: prendersi cura di un familiare affetto da un disturbo mentale può essere emotivamente e fisicamente faticoso. Questo può portare al burnout del caregiver.
- **Difficoltà finanziarie**: l'assistenza per la salute mentale può essere costosa. Se un familiare non è in grado di lavorare a causa della sua malattia, questo può avere conseguenze finanziarie anche per la famiglia.
- **Educazione e consapevolezza**: I familiari devono spesso informarsi sul disturbo, il che può richiedere tempo e risorse.
- **Impatto sui bambini**: Se un genitore soffre di un disturbo mentale, questo può avere un impatto sul suo ruolo di genitore e, di conseguenza, sul benessere emotivo e psicologico del bambino.
- **Cambiamento dei ruoli familiari**: i ruoli e le responsabilità all'interno della famiglia possono

cambiare, ad esempio un adolescente può assumere responsabilità da adulto per riempire il vuoto.

Riconoscere e comprendere questi impatti è essenziale per fornire un supporto efficace alle persone con problemi di salute mentale e alle loro famiglie. Con un'assistenza adeguata, una maggiore consapevolezza e il sostegno della comunità, molti impatti negativi possono essere mitigati o prevenuti.

Capitolo 4

TECNICHE DI VALUTAZIONE PSICHIATRICA

Colloqui clinici.

Il colloquio clinico in psichiatria è una parte fondamentale della valutazione e della gestione del paziente. Fornisce un quadro in cui l'operatore sanitario valuta, interagisce e si relaziona con il paziente per stabilire una diagnosi, comprendere l'esperienza del paziente e pianificare un trattamento adeguato.

Obiettivi principali del colloquio clinico:
- Stabilire una relazione terapeutica con il paziente.
- Raccogliere informazioni sui sintomi presenti e sulla loro evoluzione, nonché sull'anamnesi psichiatrica, medica e sociale.
- Valutare l'attuale livello di funzionamento del paziente.
- Valutare i rischi, in particolare quelli legati a un possibile pericolo per se stessi o per gli altri.
- Stabilire una diagnosi.
- Pianificare e discutere le opzioni di trattamento.

Struttura generale del colloquio clinico :
- **Introduzione**: il medico si presenta, spiega lo scopo del colloquio e stabilisce un ambiente sicuro e riservato.
- Storia   del caso :
  - **Identificatori** : Informazioni di base come nome, età, occupazione, ecc.
  - **Motivo della consultazione**: motivi principali della visita.
  - **Storia della malattia attuale**: decorso dettagliato dei sintomi, durata, gravità, fattori scatenanti o attenuanti.
  - **Storia psichiatrica**: episodi precedenti, ricoveri, trattamenti ricevuti, ecc.
  - **Anamnesi medica e chirurgica**: malattie, farmaci, allergie, interventi chirurgici.

- **Storia familiare**: malattie psichiatriche o mediche in famiglia, dinamiche familiari.
- **Storia sociale**: istruzione, lavoro, relazioni, abuso di sostanze, ambiente di vita.
- **Esame mentale**: valutazione strutturata dello stato mentale attuale del paziente. Questo include l'aspetto, l'atteggiamento, l'umore, gli affetti, il flusso dei pensieri, il contenuto dei pensieri (comprese le illusioni, le allucinazioni), la percezione, il giudizio, la cognizione e l'ideazione suicida/omicida.
- **Valutazione del rischio**: valutazione di qualsiasi pericolo imminente per sé o per gli altri, necessità di ricovero in ospedale o di altri interventi di emergenza.
- **Sintesi e diagnosi**: sulla base delle informazioni raccolte, il medico formula una diagnosi provvisoria o definitiva.
- **Discussione del piano di trattamento**: Il medico e il paziente discutono le opzioni di trattamento, le aspettative, i benefici e i rischi associati.
- **Conclusione**: riassumere i punti principali, chiarire eventuali domande o dubbi del paziente e pianificare i passi successivi.

Il colloquio clinico è sia un'arte che una scienza. La capacità di stabilire un rapporto di fiducia, di porre le domande giuste, di ascoltare attivamente e di interpretare le informazioni è essenziale per un colloquio efficace. Inoltre, è importante che i medici siano consapevoli delle proprie reazioni ed emozioni durante il colloquio e che siano in grado di gestirle in modo appropriato.

Scale di valutazione e test.

L'uso di scale e test di valutazione in psichiatria è fondamentale per quantificare, monitorare e confrontare i sintomi dei pazienti. Questi strumenti standardizzati forniscono un mezzo oggettivo per valutare vari aspetti della salute mentale, consentendo ai medici di effettuare valutazioni più accurate, monitorare la progressione dei sintomi nel tempo e misurare la risposta al trattamento. Ecco alcune delle scale di valutazione e dei test più comunemente utilizzati in psichiatria:

1. Scale di valutazione della depressione :
   - **Scala di valutazione Hamilton per la depressione (HAM-D)**: Utilizzata per valutare la gravità dei sintomi depressivi.
   - **Beck Depression Inventory (BDI):** questionario autosomministrato che valuta la presenza e la gravità dei sintomi depressivi.
2. Scale di valutazione dell'ansia:
   - **Scala dell'ansia di Hamilton (HAM-A):** utilizzata per valutare la gravità dei sintomi di ansia.
   - **Scala d'ansia di Beck (BAI):** questionario autosomministrato che misura la gravità dei sintomi d'ansia.
3. Scale di valutazione della schizofrenia:
   - **Scala di valutazione positiva e negativa della schizofrenia (PANSS)**: valuta i sintomi positivi, negativi e generali della schizofrenia.
   - **Brief Psychopathology Rating Scale (BPRS):** misura la gravità dei sintomi in varie malattie psichiatriche, compresa la schizofrenia.
4. Valutazione della mania :
   - **Young Mania Rating Scale (YMRS)**: serve a misurare la gravità dei sintomi maniacali.
5. Test neuropsicologici:
   - **Mini-Mental State Examination (MMSE)**: valuta rapidamente il funzionamento cognitivo generale, spesso utilizzato per valutare la demenza.
   - **Test di Stroop:** valuta le funzioni esecutive, in particolare l'inibizione.

- **Test delle figure complesse di Rey-Osterrieth**: valuta la memoria visiva e le funzioni visuo-spaziali.
6. Valutazione del rischio di suicidio:
- **Scala della disperazione di Beck (BHS)**: serve a valutare i pensieri e i sentimenti negativi sul futuro.
- Beck Suicidal Ideation Scale (BIS): valuta la gravità dei pensieri suicidi.
7. Scale di valutazione per i disturbi dell'attenzione:
- **Adult Self-Report Scale for ADHD (ASRS-v1.1)**: questionario progettato per valutare i sintomi dell'ADHD negli adulti.
8. Valutazioni dei disturbi di personalità:
- **Minnesota Multiphasic Personality Inventory (MMPI)**: Ampiamente utilizzato per diagnosticare i disturbi di personalità e altre condizioni psichiatriche.
- **Inventario di personalità Millon rivisto (MCMI-III)**: valuta i disturbi di personalità e gli stili di personalità.

È importante notare che l'uso di queste scale e test deve essere effettuato da professionisti qualificati e come parte di una valutazione clinica completa. Questi strumenti forniscono informazioni preziose che, se combinate con una valutazione clinica, possono aiutare a informare la diagnosi e la pianificazione del trattamento.

Osservazione comportamentale.

L'osservazione comportamentale è un pilastro centrale della psichiatria e della psicologia clinica. Fornisce una visione diretta di come il paziente si comporta in diverse situazioni, offrendo informazioni essenziali che potrebbero non essere catturate da altri mezzi, come interviste o test. L'osservazione è particolarmente utile per i pazienti che hanno difficoltà a verbalizzare le loro emozioni o che potrebbero non essere consapevoli di alcuni dei loro comportamenti.

1. Principi fondamentali dell'osservazione comportamentale:
- **Obiettività:** l'osservatore deve sforzarsi di rimanere neutrale e obiettivo, evitando di interpretare o giudicare il comportamento in base alle proprie convinzioni o sensazioni.
- **Coerenza:** l'osservazione deve essere sistematica e coerente. Se sono coinvolti diversi osservatori, è fondamentale che siano tutti addestrati allo stesso modo.
- **Contesto:** è essenziale prendere in considerazione il contesto in cui avviene il comportamento. Per esempio, un paziente può comportarsi in modo diverso in una sala d'attesa affollata rispetto a un ambiente più intimo.

2. Aree chiave di osservazione in psichiatria:
- **Aspetto fisico:** abito, pulizia, postura, espressioni facciali e qualsiasi altro aspetto degno di nota dell'aspetto del paziente.
- **Comportamento motorio: include** agitazione, apatia, tic, tremori o altri movimenti insoliti.
- **Interazione sociale:** come il paziente interagisce con gli altri, se evita il contatto visivo, se è distante o se è eccessivamente invadente.
- **Reattività emotiva:** come il paziente reagisce agli stimoli, se appare emotivamente piatto o se ha reazioni esagerate.
- **Verbalizzazioni:** non solo ciò che il paziente dice, ma anche come lo dice: tono, volume, velocità di parola.
- **Sintomi specifici:** come le allucinazioni - un paziente può sembrare che stia ascoltando o rispondendo a voci che nessun altro sente.

3. Applicazioni dell'osservazione comportamentale:
- **Valutazione: L'**osservazione può aiutare a stabilire una diagnosi o a determinare la gravità di un disturbo.

- **Pianificazione del trattamento:** a seconda dei comportamenti osservati, possono essere raccomandati interventi specifici.
- **Monitoraggio del trattamento:** osservare come un comportamento cambia (o non cambia) nel tempo può aiutare a determinare se un trattamento è efficace.
4. Sfide e considerazioni:
   - **Pregiudizio dell'osservatore:** gli osservatori possono interpretare il comportamento attraverso il prisma delle proprie esperienze e convinzioni. Una formazione adeguata e controlli regolari possono aiutare a minimizzare questo pregiudizio.
   - **Reattività:** i pazienti possono cambiare il loro comportamento perché sanno di essere osservati. Questo è noto come effetto osservatore.
   - **Considerazioni etiche:** è fondamentale che i pazienti siano informati e diano il loro consenso ad essere osservati, e che la loro privacy sia rispettata.

L'osservazione comportamentale è uno strumento prezioso nel campo della psichiatria. Fornisce una panoramica in tempo reale del comportamento del paziente, integrando le informazioni raccolte con altri mezzi.

Capitolo 5

LA RELAZIONE TERAPEUTICA

Comunicazione efficace con il paziente.

La comunicazione con i pazienti psichiatrici non è solo uno scambio di informazioni, ma un'arte delicata che richiede ascolto, empatia e rispetto. In questo campo, il modo in cui comunichiamo è spesso importante quanto quello che diciamo. L'ascolto attivo è la pietra angolare di questa comunicazione: implica essere pienamente presenti, concentrare tutta la sua attenzione sul paziente e riformulare ciò che dice per assicurarsi di averlo capito correttamente, convalidando i suoi sentimenti e le sue preoccupazioni.

Anche le domande aperte sono essenziali. Incoraggia i pazienti a parlare liberamente delle loro esperienze ed emozioni, creando uno spazio in cui si sentono ascoltati e compresi. Questo è ancora più importante in psichiatria, dove i pazienti possono sentirsi vulnerabili o riluttanti a condividere i loro pensieri più intimi.

Ma le parole sono solo una parte dell'equazione. Il linguaggio del corpo gioca un ruolo altrettanto cruciale. Un contatto visivo appropriato, una postura aperta e rilassata e gesti ben piazzati possono trasmettere un'attenzione profonda e un interesse genuino. Al contrario, una postura chiusa o la mancanza di contatto visivo possono far sentire il paziente trascurato o incompreso.

Naturalmente, a volte è necessario un chiarimento, soprattutto in situazioni complesse in cui è fondamentale evitare malintesi. Tuttavia, è essenziale affrontare questi momenti con sensibilità, evitando il gergo medico e privilegiando un linguaggio chiaro e semplice.

L'empatia e la compassione, due qualità fondamentali per qualsiasi professionista della salute, assumono una dimensione particolare in psichiatria. I pazienti devono sentire che non solo vengono ascoltati, ma anche compresi e che le loro preoccupazioni sono condivise. Detto questo, l'onestà e la trasparenza sono altrettanto fondamentali, soprattutto quando si tratta di questioni delicate come la diagnosi, il trattamento e le prospettive future.

Infine, oltre ad essere empatico, deve fare attenzione a rispettare determinati confini professionali per garantire un rapporto sano e costruttivo. Non dobbiamo dimenticare che anche dare un feedback costruttivo e gestire le nostre emozioni durante questi scambi sono abilità essenziali. Dopo tutto, la comunicazione efficace è un delicato equilibrio tra dare e ricevere, comprendere ed essere compresi, il tutto con l'obiettivo di fornire la migliore assistenza possibile.

L'importanza dell'ascolto e dell'empatia.

L'ascolto e l'empatia sono molto di più di semplici abilità comunicative, soprattutto in campo medico e, più specificamente, in psichiatria. Sono al centro della relazione terapeutica, ancorando l'operatore sanitario in una posizione non solo di osservatore, ma anche di partner benevolo nel percorso terapeutico del paziente.

L'ascolto, nella sua forma più autentica, implica un'attenzione completa e indivisa. Richiede di mettere da parte i propri giudizi, le idee preconcette e le risposte preparate per ascoltare davvero ciò che il paziente sta esprimendo. Questo ascolto va oltre le parole. Coglie il tono, il ritmo, i silenzi e anche ciò che non viene detto. In un mondo in cui molte persone si sentono incomprese o ignorate, essere ascoltati può avere un immenso potere terapeutico.

L'empatia, invece, è la capacità di mettersi nei panni di un'altra persona, di sentire ciò che sta provando. Non si tratta di semplice simpatia, che è compassione per la sofferenza degli altri. L'empatia implica una profonda comprensione delle emozioni, dei pensieri e delle esperienze dell'altra persona. In psichiatria, questa capacità consente al professionista di comprendere la sofferenza interiore del paziente, anche quando è difficile da verbalizzare.

L'importanza di questi due elementi è molteplice. **In primo luogo,** creano uno spazio sicuro in cui i pazienti possono sentirsi liberi di esprimere i loro pensieri, le loro emozioni e le loro preoccupazioni senza temere di essere giudicati. Questa sensazione di sicurezza può essere fondamentale per il processo di guarigione.

In secondo luogo, l'ascolto e l'empatia favoriscono la fiducia. Un paziente che si sente ascoltato e compreso è più propenso a collaborare con il trattamento, a seguire le raccomandazioni mediche e a esprimere eventuali preoccupazioni o incertezze.

In terzo luogo, forniscono un quadro più completo del paziente. Ascoltando attentamente e mostrando empatia, l'operatore sanitario può identificare gli elementi chiave della storia o dell'esperienza del paziente che potrebbero influenzare la diagnosi o il piano di trattamento.

Infine, l'ascolto e l'empatia umanizzano la medicina. In un campo in cui la tecnologia e i protocolli possono talvolta eclissare l'individuo, queste abilità riportano l'attenzione sulla persona dietro il paziente, ricordandoci che ogni individuo è unico, con le proprie esperienze, speranze e paure.

Nel complesso, l'ascolto e l'empatia non sono semplicemente strumenti tra gli altri, ma piuttosto l'essenza stessa della pratica medica, che rafforza la relazione terapeutica e facilita la guarigione olistica dell'individuo.

Sfide relazionali paziente-infermiere in psichiatria.

Il rapporto paziente-infermiere in psichiatria è un'alleanza terapeutica essenziale, ma è spesso irto di sfide. Navigare nelle acque talvolta turbolente della salute mentale richiede sensibilità, pazienza e resilienza. Vediamo alcune delle principali sfide inerenti a questo rapporto speciale.

1. Stigmatizzazione della malattia mentale: anche nell'ambiente medico, possono persistere pregiudizi associati alla psichiatria. Questi atteggiamenti possono, consciamente o inconsciamente, influenzare il modo in cui gli infermieri percepiscono e interagiscono con i pazienti, e viceversa.

2. Transfert e controtransfert: questi fenomeni psicologici possono offuscare la relazione terapeutica. Il paziente può, ad esempio, trasferire all'infermiere i sentimenti che prova nei confronti di un'altra persona della sua vita. Al contrario, l'infermiere può provare emozioni irrazionali nei confronti del paziente, sulla base delle proprie esperienze passate.
3. Comunicazione complessa: alcuni disturbi mentali possono compromettere la capacità del paziente di comunicare chiaramente, sia a causa della sfiducia, delle allucinazioni, del pensiero disorganizzato o della gravità della depressione.

4. Comportamento imprevedibile: gli infermieri possono trovarsi di fronte a situazioni in cui il paziente diventa aggressivo, autodistruttivo o imprevedibile a causa del suo stato mentale.

5. Resistenza al trattamento: alcuni pazienti possono rifiutare i farmaci o altri interventi, sia perché non riconoscono la loro malattia, sia a causa degli effetti collaterali spiacevoli.

6. Esaurimento emotivo: confrontarsi quotidianamente con la sofferenza psicologica può essere emotivamente drenante per gli infermieri. Può insorgere la fatica da compassione, un tipo specifico di esaurimento.

7. Stabilire i confini: è fondamentale stabilire e mantenere i confini professionali e allo stesso tempo essere empatici, il che può essere un delicato gioco di equilibri.

8. Decisioni etiche: gli infermieri psichiatrici si trovano talvolta di fronte a dilemmi etici, come il rispetto dell'autonomia del paziente rispetto alla necessità di intervenire per la sicurezza del paziente o degli altri.

9. Collaborazione multidisciplinare: lavorare come parte di un team con altri professionisti (psichiatri, psicologi, assistenti sociali) può talvolta portare a disaccordi sul trattamento o sulla direzione del trattamento.

10. Attaccamento e distacco: è essenziale formare un solido legame terapeutico senza diventare troppo attaccati. Un eccessivo distacco può rendere il rapporto freddo, ma un eccessivo investimento emotivo può minare l'obiettività dell'infermiere.

Pur riconoscendo queste sfide, è fondamentale sottolineare che il rapporto paziente-infermiere in psichiatria offre anche immense soddisfazioni. I momenti di svolta, lo sviluppo della fiducia e i progressi verso la guarigione possono essere profondamente gratificanti per l'infermiere e cambiare la vita del paziente. Una formazione adeguata, un supporto continuo e l'auto-riflessione sono essenziali per navigare con successo in questa relazione complessa e gratificante.

Capitolo 6

TECNICHE E METODI DI TRATTAMENTO

Terapia individuale e di gruppo.

Sia le terapie individuali che quelle di gruppo sono un pilastro fondamentale del trattamento psichiatrico. Ciascuna offre vantaggi specifici e risponde a esigenze diverse, anche se possono anche completarsi a vicenda. Diamo un'occhiata più da vicino a queste due forme di terapia, alle loro caratteristiche, ai vantaggi e alle applicazioni.

Terapie individuali :
1. Caratteristiche :
   - Interazione uno a uno tra paziente e terapeuta.
   - Un ambiente privato che favorisce un rapporto di fiducia.
   - Personalizzato per soddisfare le esigenze specifiche del paziente.
2. Vantaggi :
   - Intensa attenzione ai problemi personali del paziente.
   - Le permette di trattare argomenti profondamente privati o sensibili.
   - Flessibilità nelle tecniche terapeutiche utilizzate e nel ritmo delle sedute.
3. Applicazioni comuni :
   - La terapia cognitivo-comportamentale (CBT) per trattare la depressione, l'ansia, il disturbo ossessivo compulsivo, ecc.
   - Terapia psicodinamica che esplora i conflitti inconsci e i modelli relazionali.
   - Terapie basate sulla mindfulness per la gestione dello stress e dell'ansia.

Terapie di gruppo :
1. Caratteristiche :
   - Diversi partecipanti condividono le loro esperienze sotto la guida di uno o più terapeuti.
   - Le sessioni si svolgono in un ambiente strutturato.
   - Il gruppo offre un sistema di supporto integrato.

2. Vantaggi :
- I pazienti possono sentirsi meno isolati ascoltando le esperienze degli altri.
- Opportunità di apprendere abilità sociali e di ricevere feedback dai coetanei.
- Il gruppo offre una molteplicità di prospettive e di potenziali soluzioni a un problema.

3. Applicazioni comuni :
- Gruppi di sostegno per problemi specifici come la dipendenza, il disturbo bipolare o i disturbi alimentari.
- Terapia di conversazione, in cui i partecipanti condividono le loro esperienze e si aiutano a vicenda.
- Gruppi basati sulle competenze, come la formazione sulle abilità sociali o i gruppi di gestione dello stress.

La scelta tra terapia individuale o di gruppo dipende dalle esigenze specifiche del paziente, dalla natura dei suoi problemi e dalle sue preferenze personali. In molti casi, una combinazione dei due può essere più vantaggiosa: la terapia individuale approfondisce i problemi personali, mentre la terapia di gruppo offre il sostegno della comunità e una varietà di prospettive.

È essenziale che il terapeuta o l'infermiere valutino correttamente il paziente e lo guidino verso la modalità di trattamento più adatta alla sua condizione e alle sue esigenze. Ogni modalità, con le sue caratteristiche e i suoi benefici unici, ha il potenziale di trasformare la vita del paziente e di aiutarlo a muoversi verso il benessere e la guarigione.

Trattamento farmacologico.

Il trattamento farmacologico in psichiatria è un campo vasto e complesso, che svolge un ruolo centrale nella gestione di molti disturbi mentali. Gli psicofarmaci hanno rivoluzionato il trattamento delle condizioni psichiatriche, consentendo a molti pazienti di condurre una vita più normale e funzionale. Ecco una panoramica fluida del trattamento farmacologico in psichiatria.

Nei corridoi degli ospedali e negli studi degli psichiatri, il trattamento farmacologico è spesso evocato come un faro di speranza per coloro che lottano contro l'agitazione mentale. Dalla scoperta dei primi antipsicotici negli anni '50, il panorama della psichiatria è stato profondamente trasformato. I farmaci sono diventati alleati preziosi, restituendo speranza e indipendenza a milioni di persone in tutto il mondo.

1. Classi di farmaci :

- **Antidepressivi:** utilizzati per trattare la depressione, agiscono bilanciando i neurotrasmettitori nel cervello. Gli SSRI (inibitori selettivi della ricaptazione della serotonina) come il Prozac sono comunemente utilizzati.
- **Antipsicotici:** questi farmaci sono prescritti per trattare i sintomi della schizofrenia e di altri disturbi psicotici. Possono essere di prima generazione, come l'aloperidolo, o di nuova generazione, come l'olanzapina.
- **Stabilizzatori dell'umore:** prescritti principalmente per il disturbo bipolare, regolano gli sbalzi d'umore. Il litio è un noto stabilizzatore dell'umore.
- **Ansiolitici:** le benzodiazepine sono utilizzate per trattare l'ansia e i disturbi da panico. Tuttavia, devono essere usate con cautela a causa del loro potenziale di assuefazione.
- **Stimolanti:** Questi vengono prescritti principalmente per trattare l'ADHD (disturbo da deficit di attenzione e iperattività). Il Ritalin ne è un esempio.

2. La decisione terapeutica: la decisione di prescrivere un farmaco deve essere meticolosa. Si basa su una valutazione clinica approfondita, sulla comprensione della storia medica del paziente e sui potenziali benefici del trattamento in relazione ai rischi.

3. Effetti collaterali: tutti i farmaci hanno effetti collaterali, alcuni minori, altri più gravi. Un monitoraggio regolare è essenziale per garantire che il paziente tolleri bene il trattamento e che i benefici superino i rischi.

4. Aderenza terapeutica: una delle sfide principali è garantire che i pazienti assumano regolarmente i farmaci. La dimenticanza, le preoccupazioni per gli effetti collaterali o la mancanza di comprensione del trattamento possono portare alla non aderenza.

5. Il ruolo del team sanitario: Gli infermieri svolgono un ruolo essenziale nell'educare i pazienti sui loro farmaci, nel monitorare gli effetti collaterali e nell'incoraggiare l'aderenza. Il loro ruolo è cruciale quanto quello del prescrittore.

6. Trattamento combinato: in molti casi, un approccio combinato che combina farmaci e psicoterapia è il più efficace. L'alleanza terapeutica, rafforzata dai farmaci e dal supporto emotivo, può offrire i migliori risultati.

I progressi nel trattamento farmacologico in psichiatria continuano a crescere, offrendo nuove possibilità e speranze. Tuttavia, è fondamentale capire che i farmaci sono solo uno strumento della vasta cassetta degli attrezzi terapeutici disponibili per trattare i disturbi mentali. Un approccio olistico, che tenga conto del benessere fisico, emotivo, sociale e mentale del paziente, è la chiave per un trattamento di successo.

Terapie alternative e complementare (arteterapia, musicoterapia).

Le terapie alternative e complementari svolgono un ruolo sempre più importante nel campo della salute mentale. Lungi dal sostituire i trattamenti convenzionali, questi approcci sono destinati a completarli, offrendo una dimensione aggiuntiva alla cura del paziente. Vediamo come queste terapie, attraverso il prisma della creatività e dell'espressione, possono svolgere un ruolo salvavita nel processo di guarigione.

Nel vasto mondo della psichiatria, ogni individuo è un mondo a sé, con i propri mezzi di espressione, ostacoli e risorse. Mentre i farmaci e le terapie tradizionali sono i pilastri del trattamento, altri approcci, meno convenzionali ma altrettanto potenti, hanno trovato la loro strada nel campo: le terapie alternative e complementari.

Arteterapia :
L'arte, in tutte le sue molteplici sfaccettature, è una finestra sull'anima.
1. Il processo creativo: nell'arteterapia, l'atto di creare è centrale. Dipingere, disegnare, scolpire: ogni movimento, ogni scelta di colore o forma diventa un'estensione dell'emozione, del sentimento.
2. Vantaggi: offre uno spazio di libera espressione, dove le parole possono fallire. Traumi, paure e speranze vengono tradotti in opere d'arte, sensibilizzando ed esternando i problemi.
3. Applicazioni: L'arteterapia ha dimostrato di essere efficace in un'ampia gamma di situazioni, tra cui i disturbi dello spettro autistico, i traumi, la depressione e la demenza.

Musicoterapia :
La musica, arte universale, risuona in tutti noi, risvegliando emozioni e ricordi.

1. Ascoltare e creare: nella musicoterapia, l'ascolto della musica può provocare reazioni emotive, così come la creazione di melodie o ritmi.

2. Benefici: favorisce il rilassamento, riduce l'ansia, migliora l'autostima e aumenta le abilità sociali. Può anche stimolare la memoria nelle persone con disturbi neurodegenerativi.

3. Applicazioni : La musicoterapia viene utilizzata per una varietà di condizioni, dalla schizofrenia e dalla depressione ai disturbi neurologici e alle condizioni pediatriche.

Le terapie alternative e complementari non cercano di sostituire gli interventi tradizionali, ma piuttosto di arricchire il percorso terapeutico. In questi spazi sicuri, i pazienti sono invitati a riconnettersi con se stessi, a esplorare nuovi modi di esprimere il loro dolore, le loro speranze e i loro desideri. L'arte e la musica, nei loro linguaggi universali, offrono ponti verso la guarigione, ricordandoci che il benessere è una sinfonia di molti strumenti.

Capitolo 7

GESTIONE DELLE CRISI

Riconoscimento segnali di pericolo.

Riconoscere i segnali di allarme in psichiatria è essenziale. Questi segnali di allarme, spesso sottili manifestazioni di cambiamenti sottostanti, possono essere il preludio di una crisi o di un'esacerbazione di un disturbo mentale esistente. L'individuazione precoce non solo consente un intervento rapido, ma anche una migliore gestione della situazione e persino la prevenzione di crisi più gravi.

Immagini di passeggiare in un magnifico giardino. Tutto sembra sereno e tranquillo, poi all'improvviso si profila un'ombra che preannuncia una possibile tempesta. Allo stesso modo, nel complesso giardino della mente umana, alcuni segni discreti possono presagire tempeste interne.

1. Sbalzi d'umore :
Anche prima che i sintomi clinici diventino evidenti, si possono notare fluttuazioni insolite dell'umore. Un paziente normalmente calmo può diventare irritabile o, al contrario, una persona normalmente allegra può sprofondare in una tristezza persistente.

2. Cambiamenti comportamentali:
I cambiamenti nelle abitudini quotidiane, come il sonno, l'appetito o l'igiene personale, sono spesso segnali di allarme. Anche l'isolamento sociale, la riduzione dell'interazione o l'evitamento di situazioni precedentemente apprezzate possono essere rivelatori.

3. Discorso alterato :
La difficoltà a seguire una conversazione, il pensiero disorganizzato o un discorso rapido e disarticolato possono indicare un problema di fondo.

4. Sintomi somatici :
Disturbi fisici inspiegabili, come frequenti mal di testa, dolori addominali o stanchezza persistente, possono talvolta riflettere un disturbo psichiatrico.

5. Aumento della sensibilità :
Anche l'eccessiva reattività agli stimoli, siano essi uditivi, visivi o emotivi, può essere un segnale di allarme.

6. Disturbi percettivi :
Le allucinazioni uditive o visive, per quanto lievi, o la sensazione di disconnessione dalla realtà, come negli stati dissociativi, devono essere prese sul serio.

7. Pensieri negativi :
Pensieri oscuri persistenti, ossessioni, pensieri di morte o preoccupazioni irrazionali possono preannunciare una crisi.

Riconoscere i segnali di allarme non significa necessariamente che una crisi sia imminente, ma sottolinea l'importanza di una maggiore vigilanza. Sia per gli operatori sanitari che per i loro cari, è essenziale ascoltare, osservare e comunicare. Anticipando e riconoscendo questi segnali, possiamo creare un ambiente sicuro per il paziente, facilitare l'accesso alle cure appropriate e, spesso, prevenire la progressione verso situazioni più critiche. Nel delicato balletto della salute mentale, la prevenzione è una danza in cui ogni passo conta.

Tecniche di intervento in caso di aggressione o di tentativo di suicidio. o di auto-aggressione.

Quando ci si trova di fronte a situazioni di emergenza in psichiatria, come aggressioni, tentativi di suicidio o auto-aggressione, la risposta dei professionisti deve essere rapida, appropriata e basata su principi di intervento comprovati. Queste situazioni richiedono competenze specifiche, una formazione adeguata e un giudizio clinico acuto per garantire la sicurezza del paziente e del team di cura.

Navigare nelle acque tempestose delle crisi psichiatriche richiede autocontrollo, un senso di urgenza controllato e abilità interpersonali affinate.

1. Valutazione della situazione:
Prima di qualsiasi intervento, è essenziale valutare rapidamente la gravità della situazione e il livello di pericolo per il paziente, il personale e gli altri pazienti.

2. Comunicazione verbale:
Usare una voce calma e rassicurante, un linguaggio chiaro e un ascolto attivo può disinnescare molte situazioni di tensione. Stabilire un contatto visivo, parlare da una distanza di sicurezza e utilizzare tecniche di riformulazione può aiutare a creare un legame con il paziente.

3. Zona di sicurezza :
È fondamentale assicurarsi che l'ambiente circostante sia sicuro. Ciò può significare rimuovere gli oggetti potenzialmente pericolosi o collocare il paziente in una stanza sicura.

4. Tecniche di de-escalation :
Queste tecniche includono l'ascolto empatico, l'affermazione, il chiarimento, l'offerta di scelte, ove possibile, e la definizione di confini chiari e coerenti.

5. Intervento fisico :
Se il paziente rappresenta una minaccia immediata per se stesso o per gli altri, e le tecniche verbali non hanno funzionato, potrebbe essere necessario un intervento fisico. Questo deve essere sempre effettuato da personale addestrato, utilizzando tecniche non violente e la minor forza possibile.

6. Somministrazione di farmaci :
In alcune situazioni, si possono somministrare farmaci per calmare il paziente. Questo deve essere fatto sempre in conformità con i protocolli medici stabiliti e sotto supervisione clinica.

7. Valutazione post-intervento:
Una volta risolta la crisi, è fondamentale una valutazione completa del paziente per determinare i fattori scatenanti, valutare i rischi futuri e adeguare il piano di trattamento.

8. Supporto del team :
Le situazioni di crisi possono essere traumatiche per il personale. È quindi essenziale fornire uno spazio per il debriefing, la supervisione e il supporto ai membri del team coinvolti.

Affrontare una crisi in psichiatria richiede una fusione di competenze cliniche, empatia umana e giudizio professionale. Si tratta di un delicato equilibrio tra rispondere all'urgenza del momento e preservare la dignità e i diritti del paziente. In questi momenti di tensione, l'obiettivo finale è sempre la sicurezza e il benessere del paziente e la prevenzione di crisi future.

L'importanza della de-escalation e la moderazione.

La de-escalation e la contenzione sono due metodi cruciali per gestire le situazioni di emergenza in psichiatria, in particolare quando un paziente presenta un rischio per se stesso o per gli altri. Comprendere la loro importanza ci aiuta a capire meglio l'approccio globale ed etico al trattamento dei pazienti in situazioni di crisi.

Il mondo della psichiatria a volte può sembrare un oceano turbolento, con onde di emozioni, correnti di pensiero e tempeste di comportamento. In questo ambiente, la de-escalation e la contenzione giocano un ruolo fondamentale nel riportare la calma e garantire la sicurezza.

1. De-escalation: il potere delle parole
   - **Ridurre il pericolo:** quando un paziente diventa agitato, la de-escalation verbale mira a prevenire un'escalation di aggressività, evitando la necessità di un intervento fisico.
   - **Preservare la dignità: la** de-escalation significa trattare i pazienti con rispetto e dignità, riconoscendo la loro esperienza emotiva e cercando di rassicurarli.
   - **Connessione umana:** attraverso la comunicazione, cerchiamo di stabilire una connessione empatica con il paziente, comprendendo le sue esigenze e rassicurandolo sul trattamento.

2. Vincolo: una misura estrema
   - **Ultima risorsa: la** contenzione fisica o chimica è un intervento pesante che deve essere usato solo come ultima risorsa, quando tutti gli altri metodi hanno fallito e il paziente rappresenta un pericolo imminente.
   - **Durata limitata: la** contenzione deve essere la più breve possibile, sempre con l'obiettivo di tornare a uno stato in cui il paziente possa essere gestito senza restrizioni fisiche o chimiche.
   - **Protezione:** il suo obiettivo primario è proteggere i pazienti da se stessi, dal personale sanitario e dagli altri pazienti.

3. L'interconnessione dei due metodi:
È essenziale capire che questi due metodi non si escludono a vicenda. La de-escalation può essere utilizzata in combinazione con metodi più restrittivi. Per esempio, anche quando un paziente è in contenzione, gli sforzi di de-escalation verbale devono continuare per ridurre l'ansia e rassicurare il paziente.

La de-escalation e la contenzione non sono semplicemente strumenti tecnici, ma fanno parte di un approccio etico e umano. Ci ricordano l'importanza di affrontare i pazienti in crisi con compassione, rispetto e professionalità. L'obiettivo finale è sempre quello di garantire la sicurezza, preservando la dignità del paziente. Nel tumultuoso viaggio del recupero psichiatrico, questi metodi servono come fari, guidando sia il paziente che l'assistente verso acque più calme.

CAPITOLO 8

ETICA E CONDOTTA PROFESSIONALE IN PSICHIATRIA

I diritti dei pazienti.

I diritti dei pazienti in psichiatria sono un pilastro centrale della pratica medica contemporanea. Nonostante la natura talvolta complessa dell'assistenza psichiatrica, è fondamentale che ogni paziente sia trattato con dignità, rispetto e nell'ambito di un processo etico chiaramente definito.

Nel cuore del complesso labirinto della psichiatria, la luce del rispetto e della dignità guida ogni decisione presa. I diritti del paziente sono quella luce, che assicura che ogni individuo, nonostante le sfide che può affrontare, sia trattato con l'umanità e il rispetto che merita.

1. Diritto all'informazione:
Ogni paziente ha il diritto di comprendere la natura della sua malattia, i trattamenti proposti e le possibili alternative. Queste informazioni devono essere fornite in modo chiaro e accessibile e in una lingua che il paziente possa comprendere.

2. Diritto al consenso informato :
Prima di qualsiasi intervento medico, i pazienti devono dare il loro consenso dopo essere stati informati dei rischi, dei benefici e delle alternative del trattamento.

3. Diritto alla riservatezza:
Le informazioni mediche dei pazienti sono riservate. Possono essere condivise solo con il consenso del paziente o se richiesto dalla legge per proteggere l'individuo o altri.

4. Diritto al rispetto della dignità e alla non discriminazione:
Indipendentemente da razza, religione, sesso, orientamento sessuale o status socio-economico, ogni paziente deve essere trattato con uguaglianza e rispetto.

5. Diritto a un trattamento adeguato:
Ogni paziente ha il diritto di ricevere un'assistenza di alta qualità, basata sulle conoscenze mediche attuali e adattata alle sue esigenze individuali.

6. Diritto alla libertà e alla sicurezza:
Le limitazioni della libertà, come la contenzione o il ricovero forzato, devono essere utilizzate solo come ultima risorsa e per il minor tempo possibile.

7. Diritto di rifiutare il trattamento:
A meno che non ci sia un rischio immediato per la vita del paziente o di altri, ogni paziente ha il diritto di rifiutare il trattamento, anche se è raccomandato da un professionista sanitario.

8. Diritto di presentare un reclamo:
Se un paziente ritiene che i suoi diritti siano stati violati o che non abbia ricevuto un'assistenza adeguata, ha il diritto di presentare un reclamo alle autorità competenti.

9. Diritto alla revisione regolare del trattamento:
Soprattutto in caso di trattamento a lungo termine o di ospedalizzazione, è fondamentale rivedere regolarmente l'adeguatezza e l'efficacia del trattamento.

Nel mondo della psichiatria, dove i confini tra salute mentale e malattia possono spesso sembrare confusi, i diritti dei pazienti sono una guida infallibile. Ricordano agli operatori sanitari il loro dovere verso ogni individuo, assicurando che la pratica medica sia etica, rispettosa e incentrata sul paziente. Il viaggio verso la guarigione è una partnership tra paziente e curante, in cui la fiducia, il rispetto e la dignità sono le pietre miliari.

Riservatezza e segreto professionale.

La riservatezza e il segreto professionale sono un pilastro fondamentale della relazione terapeutica in medicina, e in particolare in psichiatria. Questi principi garantiscono la sicurezza emotiva, consentendo ai pazienti di confidarsi liberamente sapendo che le loro informazioni non saranno divulgate.

Nel santuario delle consultazioni mediche, i pazienti rivelano le loro paure, speranze, dolori e sogni. La promessa silenziosa che aleggia nell'aria è quella del segreto professionale: una garanzia che ciò che viene detto tra queste mura rimanga tra queste mura.

1. L'importanza della riservatezza :
La riservatezza è il fondamento su cui si basa la fiducia tra paziente e fornitore. Permette ai pazienti di condividere apertamente le loro preoccupazioni senza temere il giudizio o la divulgazione. In un contesto psichiatrico, dove l'introspezione e la vulnerabilità sono spesso necessarie per il trattamento, la riservatezza è fondamentale.

2. I confini del segreto professionale :
Il segreto professionale va ben oltre la semplice non condivisione di informazioni. Si tratta di un dovere etico e legale che impedisce agli operatori sanitari di divulgare informazioni su un paziente senza il suo esplicito consenso.

3. Eccezioni alla regola :
Sebbene la riservatezza sia fondamentale, non è assoluta. Ci sono delle eccezioni, in particolare quando il paziente rappresenta un pericolo imminente per se stesso o per gli altri, o quando la legge richiede esplicitamente la divulgazione di informazioni (come nel caso di alcune malattie infettive).

4. Questioni tecnologiche e riservatezza:
Con l'avvento della tecnologia digitale e il crescente utilizzo di cartelle cliniche elettroniche, la questione della sicurezza e della riservatezza dei dati dei pazienti sta diventando sempre più importante. Proteggere i dati da hacking o fughe di notizie è diventata una sfida importante.

5. Il ruolo del paziente nella riservatezza:
È importante che i pazienti comprendano i loro diritti in termini di riservatezza. Ciò include il diritto di sapere chi ha accesso alle sue informazioni, come vengono utilizzate e conservate e come possono essere condivise.

La riservatezza e il segreto professionale sono più che semplici regole o linee guida; riflettono il profondo rispetto e il dovere di cura che gli operatori sanitari hanno nei confronti dei loro pazienti. Nel complesso teatro della psichiatria, dove le emozioni, i ricordi e i traumi sono spesso messi a nudo, questa promessa di discrezione aiuta a stabilire una solida relazione terapeutica basata sulla fiducia e sul rispetto reciproci.

Dilemmi etici specifico della psichiatria.

I dilemmi etici in psichiatria sono profondamente radicati nella tensione tra il dovere di cura dell'operatore sanitario e il rispetto dell'autonomia del paziente. In questo particolare campo della medicina, dove la mente e l'identità sono direttamente coinvolte, queste questioni assumono un'importanza maggiore.

Il mondo della psichiatria è un luogo di paradossi. È un luogo dove il dolore intangibile si manifesta visibilmente, dove la lotta per la chiarezza mentale può spesso offuscare le linee etiche. Vediamo alcuni di questi dilemmi etici specifici della psichiatria:

1. Ricovero involontario:
Quando e in che misura è etico confinare forzatamente un paziente? Se un paziente viene percepito come un pericolo per se stesso o per gli altri, il ricovero può essere giustificato. Tuttavia, determinare cosa costituisce un "pericolo" è soggettivo e può essere controverso.

2. Trattamento forzato:

La somministrazione di farmaci o terapie ai pazienti contro la loro volontà è oggetto di un intenso dibattito. Sebbene ciò possa essere nell'interesse del paziente, solleva la questione dell'autonomia individuale rispetto al benessere **generale.**

3. Capacità decisionale :

Come possiamo valutare se un paziente è in grado di prendere decisioni informate sul suo trattamento? E se non lo è, chi dovrebbe prendere queste decisioni per lui?

4. Riservatezza contro protezione :

Se un paziente confida l'intenzione di nuocere a se stesso o ad altri, l'operatore sanitario si trova di fronte a un dilemma: rispettare la riservatezza o intervenire per proteggere il paziente o una terza persona.

5. Relazioni dualiste :

Il terapeuta e il paziente possono avere relazioni multiple (ad esempio, il terapeuta potrebbe essere anche un amico o un collega). Come si possono gestire queste relazioni senza compromettere l'integrità del trattamento?

6. Uso di mezzi di contenzione:

L'uso di metodi fisici per controllare i pazienti agitati è controverso. Sebbene a volte siano necessari per la sicurezza, possono essere percepiti come disumani o traumatici.

7. Trattamento dei disturbi dello spettro dell'identità di genere:

Il trattamento delle persone che soffrono di disforia di genere, in particolare dei minori, è oggetto di dibattito etico. Come bilanciare il rispetto per l'identità del paziente con le preoccupazioni mediche e psicologiche?

Navigare nelle acque talvolta agitate della psichiatria richiede una solida bussola etica. I dilemmi etici ricordano agli operatori sanitari che devono costantemente bilanciare gli imperativi del dovere di cura con il rispetto della dignità e dell'autonomia del paziente. In questa danza delicata, la chiave sta nella comunicazione, nella riflessione e nell'impegno per il benessere di ogni individuo.

Capitolo 9

IL LAVORO
IN UN TEAM
MULTIDISCIPLINARE

Ruolo e funzioni di diversi professionisti.

Il servizio psichiatrico non si basa esclusivamente sul lavoro degli psichiatri. Si tratta di un'orchestrazione collaborativa che coinvolge una moltitudine di professionisti. Ognuno, con la propria specialità e competenza, contribuisce alla cura globale e olistica del paziente.

1. Lo psichiatra :
Gli psichiatri sono specializzati nella diagnosi, nel trattamento e nella prevenzione dei disturbi mentali. La loro formazione consente loro di prescrivere farmaci, consigliare terapie e intervenire in situazioni che richiedono il ricovero in ospedale.
- Funzioni principali:
- Valutazione diagnostica.
- Prescrizione di farmaci psicotropi.
- Supervisione dei piani di trattamento.

2. L'infermiere psichiatrico:
Gli infermieri sono spesso il primo punto di contatto con i pazienti. Svolgono un ruolo cruciale nella gestione quotidiana dell'assistenza, somministrando farmaci e osservando i pazienti.
- Funzioni principali:
- Assistenza diretta al paziente.
- Somministrazione di farmaci.
- Monitorare il comportamento e i sintomi.
- Educare i pazienti sul loro trattamento.

3. Lo psicologo clinico:
Lo psicologo si concentra sulla psicoterapia e sulla valutazione psicologica, offrendo approfondimenti sul comportamento, sulle emozioni e sui pensieri del paziente.
- Funzioni principali:
- Psicoterapia individuale, familiare o di gruppo.

- Valutazioni psicologiche.
- Impostazione dei programmi di intervento.

4. L'assistente sociale:
Questo professionista aiuta i pazienti a gestire e comprendere le loro malattie, mettendoli in contatto con risorse esterne e sostenendo le loro esigenze sociali.
- Funzioni principali:
- Supporto psicosociale.
- Collegamento con le risorse della comunità.
- Consulenza sui diritti e i benefici dei dipendenti.

5. Il terapista occupazionale:
I terapisti occupazionali si concentrano sul miglioramento delle abilità quotidiane dei pazienti, consentendo loro di condurre una vita il più possibile indipendente.
- Funzioni principali:
- Valutazione delle capacità funzionali.
- Impostazione delle attività terapeutiche.
- Formazione sulle abilità di vita quotidiana.

6. Il farmacista clinico:
Specializzato in psicofarmaci, il farmacista consiglia il team sugli effetti collaterali, le interazioni farmacologiche e i regimi terapeutici appropriati.
- Funzioni principali:
- Monitoraggio dei farmaci.
- Consigli sulle diete terapeutiche.
- Educare i pazienti sui farmaci.

7. Lo psicomotricista :
Questo professionista si concentra sulla relazione tra gli aspetti psicologici e motori del paziente, utilizzando il movimento come mezzo di espressione e terapia.
- Funzioni principali:
- Terapia del movimento.

- Valutazione delle tensioni e dei blocchi del corpo.
- Tecniche di rilassamento e tecniche corporee.

La ricchezza del reparto di psichiatria risiede nella diversità del suo personale. Questo approccio multidisciplinare permette di affrontare le molte sfaccettature dei disturbi mentali, offrendo ai pazienti un'assistenza completa e personalizzata. In questo ecosistema terapeutico, ogni professionista apporta il proprio contributo, lavorando in simbiosi per il benessere del paziente.

Collaborazione e comunicazione efficace all'interno del team.

La collaborazione e la comunicazione all'interno del team di psichiatria sono essenziali per garantire un'assistenza di alta qualità al paziente. Questa collaborazione interprofessionale permette di combinare diverse aree di competenza per fornire un'assistenza olistica. Si tratta di un balletto delicato, in cui ogni membro svolge un ruolo cruciale, che richiede una comunicazione fluida per funzionare senza intoppi.

Il campo della psichiatria è ricco di complessità. Ogni paziente è un enigma, con sintomi, storie, speranze e paure uniche. Di fronte a questa complessità, il lavoro di squadra diventa un elemento chiave. Ma come nasce questa collaborazione?

1. Riunioni di coordinamento:
Si tratta di incontri regolari in cui i membri del team condividono gli aggiornamenti sui pazienti, discutono i progressi, le preoccupazioni e le strategie di trattamento. Queste riunioni permettono al team di rimanere sulla stessa lunghezza d'onda e di lavorare in modo coerente.

2. Documentazione Claire :

La tenuta di registri chiari, dettagliati e aggiornati è essenziale. In questo modo, ogni membro dell'équipe ha accesso alle informazioni necessarie per comprendere i progressi del paziente e per adattare i propri interventi di conseguenza.

3. Rispetto dei ruoli :

Ogni professionista apporta una competenza specifica. Rispettare e valorizzare il ruolo di ciascuno crea fiducia all'interno del team e incoraggia una collaborazione più stretta.

4. Strumenti di comunicazione:

L'uso di strumenti tecnologici moderni, come i sistemi di gestione delle cartelle cliniche elettroniche e le applicazioni di comunicazione sicura, può facilitare notevolmente lo scambio e la condivisione di informazioni tra i membri.

5. Formazione congiunta :

La formazione interprofessionale può aiutare a rafforzare le capacità di comunicazione, a comprendere i ruoli e le responsabilità reciproche e a costruire una cultura di collaborazione.

6. Feedback costruttivo:

Una comunicazione efficace richiede anche la capacità di dare e ricevere feedback. Si tratta di un'opportunità di apprendimento, in cui i soci possono condividere suggerimenti, preoccupazioni ed elogi in modo costruttivo.

7. Risoluzione dei conflitti :

I disaccordi sono inevitabili. Tuttavia, una gestione proattiva e positiva dei conflitti, con l'enfasi sull'ascolto e sulla ricerca di soluzioni comuni, fa sì che le differenze non influiscano negativamente sulla qualità delle cure.

La comunicazione e la collaborazione in psichiatria non sono solo una questione logistica. Riflettono una filosofia di cura che riconosce che la salute mentale è complessa e multifattoriale. Lavorando insieme, condividendo le conoscenze e valorizzando i contributi reciproci, il team può offrire un'assistenza superiore alla somma delle sue parti. In questa danza collaborativa, ogni passo, ogni movimento, ogni gesto conta, rendendo l'armonia una realtà tangibile.

CAPITOLO 10

PREVENZIONE ED EDUCAZIONE

Il ruolo dell'infermiere
nella prevenzione delle ricadute.

La ricaduta è un problema importante nel trattamento dei disturbi mentali. Una ricaduta può essere definita come il ritorno dei sintomi di un disturbo dopo un periodo di remissione o miglioramento. Per i pazienti, le loro famiglie e gli operatori sanitari, la ricaduta può essere un'esperienza destabilizzante e dolorosa, caratterizzata dal deterioramento della funzionalità, dall'interruzione della vita quotidiana e spesso dal ricovero in ospedale.

In questo contesto, l'infermiere psichiatrico svolge un ruolo fondamentale nella prevenzione delle ricadute. Come pilastro centrale del continuum di cure, gli infermieri sono nella posizione ideale per identificare i segnali di allarme, educare i pazienti e intervenire in modo proattivo.

1. Educazione del paziente :
L'infermiere istruisce i pazienti sulla loro malattia, sui fattori di rischio di ricaduta e sull'importanza di seguire il trattamento. Una migliore comprensione della malattia consente al paziente di riconoscere i segnali di allarme e di adottare misure preventive.

2. Monitoraggio dei farmaci:
Assicurarsi che i pazienti assumano correttamente i loro farmaci è fondamentale. Gli infermieri possono consigliare la gestione degli effetti collaterali, la regolarità dell'assunzione e il coordinamento con il farmacista per garantire la disponibilità dei farmaci.

3. Osservazione clinica:
L'infermiere osserva attentamente il comportamento, l'umore e i sintomi del paziente. Qualsiasi sottile cambiamento potrebbe essere un indicatore di una potenziale ricaduta.

4. Promuovere stili di vita sani:

Uno stile di vita equilibrato è un elemento chiave della prevenzione. Gli infermieri incoraggiano abitudini sane come una dieta equilibrata, un'attività fisica regolare, un buon sonno e la limitazione dell'uso di sostanze psicoattive.

5. Gestione dello stress :

Lo stress è un fattore scatenante comune. Gli infermieri possono introdurre tecniche di gestione dello stress come la meditazione, il rilassamento o la terapia cognitivo-comportamentale.

6. Collegamento con la famiglia e gli amici:

La famiglia può essere un alleato prezioso nella prevenzione delle ricadute. L'infermiere rende la famiglia consapevole dei segnali di allarme e la coinvolge nel piano di cura.

7. Supporto psicosociale :

Oltre agli interventi medici, il supporto sociale è essenziale. Gli infermieri possono indirizzare i pazienti a gruppi di sostegno o a risorse comunitarie.

8. Piani di crisi :

Insieme al paziente, l'infermiere elabora un piano d'azione in caso di deterioramento significativo, specificando i passi da compiere, le persone da contattare e le misure di emergenza.

Il ruolo dell'infermiere nella prevenzione delle ricadute è dinamico, sfaccettato e cruciale. Grazie ai loro interventi mirati, alla loro vicinanza al paziente e alla loro visione olistica dell'assistenza, gli infermieri sono un baluardo contro le ricadute, garantendo che ogni paziente possa vivere la propria vita con resilienza, speranza e autonomia.

Educazione del paziente
e le loro famiglie.

Educare i pazienti e le loro famiglie sulla salute mentale è fondamentale per un recupero di successo. Si tratta di un processo che va oltre la semplice trasmissione di informazioni; mira a responsabilizzare i pazienti e le persone che li circondano, a rafforzare la loro comprensione e a fornire loro gli strumenti necessari per gestire la malattia giorno per giorno. Data la loro posizione centrale nel team di cura, gli infermieri sono spesso i principali educatori.

La comprensione come punto di partenza:
Qualsiasi approccio educativo in psichiatria inizia con una comprensione empatica della realtà del paziente. Riconoscendo i sentimenti, le preoccupazioni e le aspirazioni del paziente e della sua famiglia, l'infermiere può sviluppare una strategia educativa adeguata.

1. Informazioni sulla malattia :
   - **Natura e sintomi:** spiegare la malattia, i suoi sintomi tipici e come può svilupparsi.
   - **Cause:** identificare i fattori biologici, genetici, ambientali e psicosociali che possono contribuire alla malattia.
   - **Trattamenti disponibili:** farmaci, terapie, interventi psicosociali.

2. Importanza dell'aderenza al trattamento:
   - **Chiarimenti sui farmaci:** Come funzionano, perché vengono prescritti, possibili effetti collaterali.
   - **Aderenza:** discutere gli ostacoli all'assunzione regolare dei farmaci e le tecniche per migliorare l'aderenza.

3. Riconoscimento dei segnali di allarme:
Educare le persone sui segnali di allarme di una ricaduta o di un'esacerbazione dei sintomi, e sull'importanza di un intervento precoce.

4. Abilità di gestione dello stress:
Introdurre tecniche di rilassamento, meditazione o altre strategie per gestire lo stress, un fattore di rischio importante per molti disturbi psichiatrici.

5. Promozione della salute mentale :
  • **Abitudini di vita:** l'importanza di una dieta sana, dell'esercizio fisico e del sonno regolare.
  • **Evitare le sostanze:** i pericoli di alcol, droghe e altre sostanze in relazione alla malattia.

6. Ruolo e sostegno della famiglia :
  • **Ascolto attivo:** insegnare ai familiari ad ascoltare senza giudicare.
  • **Intervento:** come intervenire in modo appropriato quando il paziente è in crisi.

7. Risorse e reti di supporto :
Riferimenti a gruppi di sostegno, associazioni e altre risorse della comunità.

Educare i pazienti e le loro famiglie è un viaggio. Richiede pazienza, ripetizione e adattamento alle mutevoli esigenze del paziente. Come educatori, gli infermieri si sforzano non solo di impartire conoscenze, ma anche di infondere speranza, costruire la resilienza e incoraggiare l'autonomia. Nel complesso labirinto della psichiatria, questa educazione diventa la bussola che guida il paziente e la sua famiglia verso una vita equilibrata e soddisfacente.

L'importanza della sensibilizzazione il pubblico in generale.

In un mondo in cui la malattia mentale continua ad essere avvolta dallo stigma e dall'incomprensione, la sensibilizzazione del pubblico è di fondamentale importanza. Non si tratta solo di diffondere informazioni, ma anche di cambiare le percezioni, gli atteggiamenti e i comportamenti nei confronti di chi vive con disturbi mentali. Vediamo perché questo è essenziale e come influisce sulla società nel suo complesso.

Sfatare miti e stigmi:

La malattia mentale è spesso avvolta da miti e pregiudizi, alimentati dall'ignoranza, dalla paura e da rappresentazioni mediatiche talvolta distorte. Questi stigmi possono portare alla discriminazione, all'isolamento e alla vergogna di chi ne soffre. Sensibilizzare il grande pubblico significa offrire un'immagine più accurata e sfumata dei disturbi mentali, che può contribuire a ridurre questi stigmi.

Promozione della salute mentale :

Sensibilizzare non significa solo parlare delle malattie, ma anche promuovere una buona salute mentale. Ciò include abitudini di vita che favoriscono il benessere psicologico, l'importanza di ascoltare gli altri e il sostegno reciproco nelle comunità.

Rendere più facile la ricerca di aiuto:

Molte persone esitano a cercare aiuto per paura del giudizio. La sensibilizzazione dell'opinione pubblica crea un ambiente in cui le persone si sentono più a loro agio nel parlare delle loro sfide mentali e nel cercare aiuto senza esitazioni.

Influenzare le politiche pubbliche:

Un pubblico informato e consapevole è più propenso a sostenere le politiche favorevoli alla salute mentale, sia in termini di finanziamenti, che di ricerca o di programmi di prevenzione. Questa pressione positiva da parte del pubblico può indurre i responsabili politici a dare priorità alla salute mentale nelle loro agende.

Creare una società più empatica :

La sensibilizzazione aiuta a coltivare una società in cui l'empatia e la comprensione sono apprezzate. In una società di questo tipo, le persone con problemi di salute mentale non sono viste come "altri", ma come membri integranti della comunità, che hanno diritto al rispetto, al sostegno e alla dignità.

Educazione preventiva :

Sensibilizzando l'opinione pubblica sui primi segnali dei disturbi mentali, possiamo incoraggiare un intervento precoce, riducendo così la gravità e la durata della malattia. Si tratta di un investimento nel futuro, perché la prevenzione è spesso più conveniente del trattamento.

La sensibilizzazione dell'opinione pubblica sulla salute mentale è un compito cruciale che va oltre la semplice informazione. Si tratta di un movimento sociale volto a costruire un mondo in cui la malattia mentale sia compresa, non stigmatizzata, e in cui il supporto sia disponibile per tutti. Per i professionisti della salute mentale, compresi gli infermieri, la sensibilizzazione non è solo un dovere professionale, ma anche un atto di umanità, volto a costruire ponti di comprensione in una società diversificata e interconnessa.

Capitolo 11

PSICOFARMACOLO GIA IN DETTAGLIO

Meccanismi d'azione psicofarmaci.

Gli psicofarmaci svolgono un ruolo centrale nel trattamento di molte malattie mentali. Questi farmaci agiscono modificando l'attività dei neurotrasmettitori nel cervello. Per comprendere il meccanismo d'azione degli psicofarmaci, è essenziale esaminare prima i neurotrasmettitori, le molecole che agiscono come messaggeri chimici nel sistema nervoso.

Il ruolo dei neurotrasmettitori :

Il cervello è una rete complessa di neuroni interconnessi. Per comunicare tra loro, questi neuroni utilizzano molecole chiamate neurotrasmettitori. Questi vengono rilasciati da un neurone, attraversano un piccolo spazio chiamato sinapsi e si legano a recettori specifici su un altro neurone. Questo processo influenza una moltitudine di funzioni, dalla regolazione dell'umore alla coordinazione motoria.

Come funzionano gli psicofarmaci:

Gli psicofarmaci agiscono alterando la quantità o l'attività di alcuni neurotrasmettitori. Ecco alcuni esempi dei loro meccanismi d'azione:

- **Inibitori selettivi della ricaptazione della serotonina (SSRI)**: utilizzati principalmente per trattare la depressione, gli SSRI aumentano la concentrazione di serotonina nella sinapsi riducendo la ricaptazione da parte dei neuroni.
- **Antipsicotici**: questi farmaci, utilizzati per trattare disturbi come la schizofrenia, spesso agiscono bloccando i recettori della dopamina, un neurotrasmettitore chiave nei circuiti della ricompensa e della motivazione.
- **Stabilizzatori dell'umore**: ad esempio, il litio, utilizzato nel disturbo bipolare, influenza diversi neurotrasmettitori e percorsi di segnalazione cellulare.

Il suo esatto meccanismo d'azione è ancora in fase di studio.

- **Benzodiazepine**: prescritte per l'ansia e i disturbi del sonno, aumentano l'efficacia del GABA, un neurotrasmettitore inibitorio che riduce l'attività neuronale.
- **Stimolanti**: Utilizzati per trattare il disturbo da deficit di attenzione e iperattività (ADHD), aumentano i livelli di dopamina e noradrenalina nel cervello.

La complessità dell'azione degli psicofarmaci:
È importante notare che l'azione degli psicofarmaci è complessa. Lo stesso farmaco può avere diversi meccanismi d'azione e i pazienti possono reagire in modo diverso allo stesso trattamento. Inoltre, l'equilibrio tra benefici terapeutici ed effetti collaterali varia da un individuo all'altro.

La comprensione dei meccanismi d'azione degli psicofarmaci è essenziale per una cura ottimale del paziente. Ciò consente agli operatori sanitari, in particolare agli infermieri, di somministrare i trattamenti in modo informato, di educare i pazienti sui loro farmaci e di osservare e segnalare eventuali effetti collaterali o interazioni farmacologiche. In un campo in cui ogni molecola può avere un impatto profondo sulla qualità di vita del paziente, questa comprensione è al centro della pratica clinica.

Gestire gli effetti collaterali.

La gestione degli effetti collaterali degli psicofarmaci è un aspetto cruciale del trattamento psichiatrico. Sebbene questi farmaci siano efficaci per molti pazienti, possono anche causare una serie di effetti indesiderati, da lievi a gravi. Garantire un monitoraggio adeguato, educare i pazienti e adattare i trattamenti può migliorare notevolmente il benessere e la compliance dei pazienti.

Comprendere gli effetti collaterali:
Ogni psicofarmaco ha un proprio profilo di effetti collaterali. Per esempio, alcuni antipsicotici possono causare aumento di peso o movimenti involontari, mentre alcuni antidepressivi possono causare problemi gastrointestinali o sessuali.

Educazione del paziente :
Il primo passo per gestire questi effetti è l'educazione del paziente. I pazienti devono essere informati sui possibili effetti collaterali, sulla loro frequenza e gravità e sui segnali a cui prestare attenzione. Questo li aiuta a identificare rapidamente un potenziale problema e a consultare il proprio medico curante.

Sorveglianza regolare:
Il monitoraggio regolare, attraverso consultazioni e analisi, è essenziale per individuare e gestire gli effetti collaterali. Ad esempio, possono essere necessari esami del sangue per monitorare gli effetti degli stabilizzatori dell'umore sui reni o sulla tiroide.

Strategie di gestione :
- **Regolazione delle dosi: la** riduzione della dose può spesso alleviare gli effetti collaterali senza compromettere l'efficacia del farmaco.
- **Cambiare farmaco:** se un paziente non tollera un farmaco, si può provare un altro farmaco della stessa classe o di una classe diversa.
- **Farmaci aggiuntivi:** in alcuni casi, può essere aggiunto un altro farmaco per contrastare un effetto collaterale specifico.

- **Tempistica:** a volte, cambiando semplicemente l'orario di assunzione dei farmaci, può ridurre al minimo gli effetti collaterali.
- **Supporto non farmacologico:** per alcuni effetti collaterali, come l'aumento di peso, può essere utile un supporto dietetico o una terapia fisica.

Comunicazione efficace:
Incoraggiare i pazienti a comunicare apertamente i loro sintomi e le loro preoccupazioni è fondamentale. A volte un effetto collaterale può essere imbarazzante o scomodo per il paziente, che potrebbe non parlarne se non gli viene chiesto direttamente.

La gestione degli effetti collaterali è un compito delicato che richiede una stretta collaborazione tra il paziente e l'operatore sanitario. Gli infermieri, in quanto primi soccorritori e assistenti quotidiani, svolgono un ruolo centrale in questa gestione. Devono non solo monitorare attivamente questi effetti, ma anche offrire supporto, educazione e guida, assicurando che il trattamento psichiatrico non sia solo efficace, ma anche sicuro e ben tollerato.

Interazioni farmacologiche.

Le interazioni farmacologiche sono cambiamenti nell'effetto di un farmaco dovuti alla presenza di un altro farmaco, alimento o sostanza. Possono potenziare o inibire l'azione di un farmaco, determinando una riduzione dell'efficacia o un aumento del rischio di effetti collaterali. Nel campo della psichiatria, dove molti pazienti possono assumere diversi farmaci contemporaneamente, la comprensione e la gestione delle interazioni farmacologiche è essenziale.

Tipi di interazioni tra farmaci:

- **Interazioni farmacodinamiche:** si verificano quando due farmaci agiscono nello stesso sito dell'organismo e hanno effetti simili o opposti. Ad esempio, un antidepressivo sedativo e un ansiolitico possono avere un effetto additivo, portando a una sedazione eccessiva.

- **Interazioni farmacocinetiche:** si verificano quando un farmaco influenza l'assorbimento, la distribuzione, il metabolismo o l'escrezione dell'altro farmaco. Per esempio, un farmaco può inibire un enzima che metabolizza un altro farmaco, aumentandone così la concentrazione nell'organismo.

Conseguenze delle interazioni :

- **Effetti terapeutici ridotti:** un'interazione farmacologica può ridurre l'efficacia di un farmaco, compromettendo il trattamento.

- **Aumento degli effetti collaterali:** le interazioni possono anche aumentare gli effetti indesiderati o tossici di un farmaco.

Prevenzione e gestione :

- **Valutazione completa:** quando prescrive, l'operatore sanitario deve avere un elenco completo dei farmaci, degli integratori e dei rimedi erboristici che il paziente sta assumendo.

- **Utilizzo di database:** Software e database specializzati possono aiutare a identificare le potenziali interazioni farmacologiche.

- **Educazione del paziente: I** pazienti devono essere istruiti a informare sempre il proprio medico curante prima di assumere qualsiasi nuovo farmaco o integratore.

- **Monitoraggio regolare:** nei casi in cui un'interazione farmacologica è possibile ma necessaria, può essere richiesto un maggiore monitoraggio dei sintomi o dei livelli ematici del farmaco.

- **Adattamento della dose:** in alcuni casi, la dose di uno o di entrambi i farmaci può essere regolata per ridurre al minimo i rischi.

Il ruolo dell'infermiere:
Gli infermieri svolgono un ruolo centrale nel rilevare e gestire le interazioni farmacologiche. Essendo spesso il primo punto di contatto con il paziente, gli infermieri possono raccogliere informazioni essenziali sui farmaci assunti e monitorare i segni di interazioni avverse. Inoltre, educando i pazienti sull'importanza di segnalare tutti i farmaci che assumono, l'infermiere svolge un ruolo preventivo fondamentale.

Le interazioni farmacologiche sono una sfida costante nel mondo della medicina e in particolare della psichiatria. Una gestione proattiva, combinata con una buona educazione e una comunicazione efficace tra assistenti e pazienti, può ridurre al minimo i rischi e garantire che i trattamenti siano sicuri ed efficaci.

Capitolo 12

POPOLAZIONI SPECIALI IN PSICHIATRIA

Psichiatria di bambini e adolescenti.

La psichiatria infantile e adolescenziale si differenzia dalla psichiatria degli adulti per il suo approccio specifico ai problemi mentali di questi gruppi di età. Dovendo affrontare individui in piena crescita fisica, emotiva e cognitiva, richiede una comprensione approfondita delle fasi di sviluppo e delle interazioni familiari, sociali e scolastiche.

La peculiarità dello sviluppo :
Il cervello dei bambini e degli adolescenti è in continua evoluzione. Le reazioni emotive, i comportamenti e i sintomi possono variare a seconda dell'età e della fase di sviluppo. La comprensione delle fasi normali dello sviluppo è essenziale per distinguere tra ciò che è normale e ciò che può essere patologico.

Disturbi comuni nei bambini e negli adolescenti:
* **Disturbo dello spettro autistico:** colpisce la comunicazione e il comportamento sociale.
* **ADHD (Disturbo da Deficit di Attenzione con o senza Iperattività):** Caratterizzato da problemi di attenzione, iperattività e impulsività.
* **Disturbi d'ansia:** come fobie, ansia generalizzata o disturbo ossessivo-compulsivo.
* **Disturbi dell'umore:** come la depressione o il disturbo bipolare.
* Disturbi alimentari: anoressia, bulimia.
* **Disturbi psicotici:** sebbene più rari a questa età, richiedono un'attenzione particolare.

L'impatto della famiglia e del contesto sociale:
Il ruolo della famiglia è centrale nella vita dei bambini e degli adolescenti. Le dinamiche familiari e gli eventi stressanti, come un divorzio o un trasloco, possono avere profonde ripercussioni. Allo stesso modo, l'ambiente

scolastico, le amicizie e le attività extrascolastiche giocano un ruolo essenziale nel benessere psicologico.

Gestione terapeutica :
- **Terapia individuale:** consente al bambino o all'adolescente di esprimere i propri sentimenti e di lavorare sui propri problemi.
- **Terapie familiari:** mirano a migliorare le interazioni all'interno della famiglia.
- **Terapie di gruppo:** utili per gli adolescenti per condividere le loro esperienze.
- **Trattamento farmacologico:** può essere preso in considerazione, ma sempre con cautela e tenendo conto dei fattori fisiologici specifici.

Il ruolo dell'infermiere nella psichiatria infantile:
L'infermiere è spesso il primo punto di contatto. Valuta, osserva e svolge un ruolo di supporto. Anche la formazione dei genitori e dei parenti è essenziale, per consentire una migliore comprensione dei disturbi e una migliore gestione a casa.

La psichiatria infantile e adolescenziale è un campo delicato, che tiene conto della complessità dello sviluppo e delle interazioni sociali a queste età. Un'assistenza adeguata, un ascolto attivo e una stretta collaborazione con la famiglia sono fondamentali per aiutare questi giovani pazienti a superare le sfide della loro vita e a gettare solide basi per il loro futuro.

Psichiatria geriatrica :
Disturbi mentali negli anziani.

La psichiatria geriatrica è una branca della psichiatria dedicata alla gestione dei disturbi mentali negli anziani. Con l'aumento dell'aspettativa di vita e la crescita della popolazione anziana, questa specialità sta diventando sempre più rilevante e necessaria.

Capire la vecchiaia :
La vecchiaia è accompagnata da molteplici trasformazioni: fisiologiche, psicologiche e sociali. I cambiamenti cognitivi, l'indebolimento fisico, la graduale perdita di autonomia, i lutti, il pensionamento e i sentimenti di isolamento possono essere fonti di stress e vulnerabilità per gli anziani.

Disturbi mentali comuni negli anziani :
- **Disturbi depressivi: La** depressione è una delle patologie psichiatriche più comuni negli anziani, ma spesso viene sotto-diagnosticata o confusa con le manifestazioni del normale invecchiamento.
- **Malattie neurodegenerative:** come il morbo di Alzheimer o il morbo di Parkinson. Queste malattie sono spesso accompagnate da sintomi psichiatrici, come disturbi dell'umore, allucinazioni o deliri.
- **Disturbi d'ansia:** possono essere legati alla paura della morte, all'isolamento o alla dipendenza.
- **Psicosi senili:** sebbene siano meno comuni, richiedono un'attenzione particolare per garantire la sicurezza del paziente e delle persone che lo circondano.

Gestione terapeutica :
- **Valutazione completa:** comprende un'anamnesi dettagliata, un esame fisico, test neuropsicologici e, se necessario, studi di imaging.
- **Terapie non farmacologiche:** come la terapia cognitivo-comportamentale, la musicoterapia o la reminiscenza.
- **Trattamento farmacologico: la** farmacologia negli anziani è complessa a causa delle interazioni farmacologiche e dei cambiamenti metabolici legati all'età. È necessario un attento monitoraggio.

- **Sostegno agli assistenti:** I parenti degli anziani svolgono un ruolo cruciale. Il loro sostegno e la loro formazione possono migliorare la qualità di vita del paziente.

Il ruolo dell'infermiere gerontopsichiatrico:
L'infermiere è al centro dell'assistenza, fornendo un monitoraggio quotidiano, osservando i cambiamenti comportamentali, somministrando farmaci e offrendo supporto psicologico. Lavora a stretto contatto con un team multidisciplinare, che comprende, tra gli altri, il medico, lo psicologo e il terapista occupazionale.

Sebbene la gerontopsichiatria sia un campo specializzato, ci ricorda l'importanza di guardare alla persona nella sua interezza. I disturbi psicologici negli anziani possono spesso essere una manifestazione delle loro esperienze, preoccupazioni o sofferenze fisiche. Un approccio olistico, che combini le competenze mediche con la sensibilità umana, è quindi essenziale per offrire a queste persone la qualità di vita che meritano.

Disturbi psichiatrici durante gravidanza e post-partum.

La gravidanza e il periodo post-parto sono momenti di profondo sconvolgimento fisiologico, ormonale e psicologico per le donne. Questi cambiamenti possono aumentare la vulnerabilità a vari disturbi psichiatrici. Riconoscere e gestire questi disturbi è essenziale per il benessere della madre e del bambino.

Cambiamenti emotivi normali :
È perfettamente normale che le donne provino una serie di emozioni durante la gravidanza e dopo il parto. Possono verificarsi sbalzi d'umore, dovuti ai cambiamenti ormonali e

alle ansie per la maternità. Tuttavia, è fondamentale distinguere questi cambiamenti normali dai sintomi patologici.

Disturbi comuni durante la gravidanza e il periodo post-partum:
- **Depressione:** il "baby blues" è comune alcuni giorni dopo il parto. Se questa tristezza persiste o peggiora, potrebbe trasformarsi in depressione post-partum, che richiede un intervento medico.
- **Psicosi post-partum:** sebbene rara, è grave. Può portare ad allucinazioni, deliri e, in rari casi, a comportamenti pericolosi per la madre o il bambino.
- **I disturbi d'ansia:** come il disturbo di panico, il disturbo ossessivo-compulsivo o il disturbo d'ansia generalizzato, possono comparire o peggiorare durante questo periodo.
- **PTSD post-parto:** alcune donne possono sviluppare un disturbo da stress post-traumatico dopo un parto particolarmente difficile o traumatico.

Fattori di rischio :
- **Storia psichiatrica:** le donne con una storia di disturbi psichiatrici sono più a rischio.
- **Stress e cambiamenti di vita:** un trasloco, problemi relazionali o finanziari possono contribuire alla comparsa di disturbi.
- Complicazioni durante la gravidanza o il parto.
- **Mancanza di supporto:** la mancanza di supporto da parte del partner, della famiglia o degli amici può esacerbare i sintomi.

Gestione terapeutica :
- **Terapia:** la terapia cognitivo-comportamentale o la terapia interpersonale possono essere efficaci.

- **Farmaci:** possono essere prescritti degli antidepressivi, valutando attentamente i benefici e i rischi per la madre e il bambino.
- **Sostegno: i** gruppi di sostegno possono offrire uno spazio di condivisione e di aiuto reciproco.

Ruolo degli assistenti:
La diagnosi precoce è fondamentale. I medici, le infermiere e le ostetriche devono essere formati per riconoscere i sintomi, offrire supporto e rivolgersi a specialisti, se necessario.

I disturbi psichiatrici durante la gravidanza e il periodo post-partum sono problemi di salute gravi che possono avere un impatto duraturo sulla madre, sul bambino e sulla famiglia. La consapevolezza, l'attento monitoraggio e la gestione appropriata sono essenziali per garantire il benessere a lungo termine di tutte le persone coinvolte.

Capitolo 13

CULTURA
E
PSICHIATRIA

Influenza della cultura
sulla percezione della malattia mentale.

La cultura, un ricco arazzo di storie, credenze e tradizioni, influenza inevitabilmente la nostra percezione del mondo che ci circonda. Quando si tratta di salute mentale, la cultura gioca un ruolo chiave, plasmando non solo il modo in cui identifichiamo e comprendiamo la malattia mentale, ma anche il modo in cui la affrontiamo e la trattiamo.

Nel corso dei secoli, in varie società, i disturbi della mente sono stati interpretati in modi diversi. Per alcune culture, i sintomi della malattia mentale potevano essere visti come segni di possessione demoniaca, punizione divina o doni soprannaturali. In altre, potevano essere visti come squilibri naturali da correggere con rituali o rimedi tradizionali.

Sebbene la modernità porti con sé progressi nella scienza e nella medicina, queste concezioni tradizionali non scompaiono semplicemente. Al contrario, spesso coesistono con interpretazioni più medicalizzate dei disturbi mentali, creando un paesaggio complesso in cui le credenze culturali e le conoscenze mediche si intersecano e talvolta si scontrano.

Questa confluenza può portare a tensioni, soprattutto quando i professionisti della salute mentale, formati in contesti occidentali, interagiscono con pazienti provenienti da contesti culturali diversi. Un sintomo considerato patologico in una cultura può essere considerato una variazione normale o addirittura apprezzata in un'altra. Per esempio, in alcune culture, sentire le voci può essere considerato un'esperienza spirituale piuttosto che un segno di schizofrenia.

Inoltre, lo stigma associato alla malattia mentale varia enormemente tra le culture. In alcuni contesti, ammettere di lottare contro la depressione o l'ansia può provocare isolamento o discriminazione, mentre in altri può essere accolto con empatia e apertura. Questa variabilità culturale può influenzare la volontà di una persona di cercare aiuto o di aderire al trattamento raccomandato.

È quindi essenziale che i professionisti della salute mentale adottino un approccio culturalmente sensibile, riconoscendo che i concetti di malattia, benessere e guarigione non sono universali, ma profondamente radicati nei contesti culturali specifici di ogni individuo. Comprendendo e rispettando queste sfumature, possono offrire un'assistenza più efficace e compassionevole, armonizzando gli interventi moderni con le credenze e i valori di coloro che cercano di aiutare.

Sfide e strategie per assistenza interculturale.

L'assistenza interculturale è un'area complessa e sensibile della medicina che mira a fornire un'assistenza sanitaria equa e appropriata ai pazienti provenienti da contesti culturali diversi. Questo approccio riconosce che la cultura influenza profondamente il modo in cui gli individui percepiscono la salute, la malattia, il trattamento e l'assistenza. Sebbene l'approccio interculturale sia necessario, è anche pieno di insidie e sfide.

Le sfide dell'assistenza interculturale:
- **Barriere linguistiche: la** lingua è il principale mezzo di comunicazione tra paziente e operatore sanitario. La mancanza di comprensione reciproca può portare a diagnosi errate o a una scarsa aderenza al trattamento.
- **Credenze e percezioni diverse: Le** credenze sulla causa della malattia, i metodi di trattamento preferiti e

le nozioni di benessere variano notevolmente da una cultura all'altra.

- **Stigma e discriminazione:** in alcune culture, ad alcune malattie sono associati particolari stigmi, che possono impedire ai pazienti di cercare aiuto o di condividere i loro sintomi.
- **Differenze negli standard di comunicazione:** il contatto visivo, il modo in cui vengono poste le domande e la ricettività alle informazioni possono variare da cultura a cultura.
- **Vincoli istituzionali:** i sistemi sanitari sono spesso strutturati secondo gli standard occidentali e potrebbero non essere attrezzati per gestire le sfumature interculturali.

Strategie per un'assistenza interculturale efficace:
- **Formazione culturale:** fornire agli operatori sanitari una formazione per sensibilizzarli alle diverse prospettive culturali, alle credenze sulla salute e ai comportamenti legati alla salute.
- **Servizi di interpretariato:** fornire interpreti professionisti che possano facilitare la comunicazione tra il paziente e l'operatore sanitario.
- **Integrare i guaritori tradizionali:** in alcune culture, i guaritori tradizionali svolgono un ruolo essenziale nel trattamento. Lavorare con loro può creare fiducia e migliorare i risultati.
- **Adottare un atteggiamento di umiltà culturale:** piuttosto che presumere una conoscenza completa delle culture, affrontare ogni paziente come un'opportunità per imparare e comprendere il loro punto di vista unico.
- **Metodi di comunicazione appropriati:** Adattare il suo stile di comunicazione alle esigenze e alle preferenze del paziente, prestando attenzione a ciò che non viene detto e ai segnali non verbali.

- **Flessibilità nei protocolli di trattamento:** riconoscere che i trattamenti standard possono non essere adatti a tutti i pazienti ed essere aperti a modificare i piani di trattamento in base alle esigenze culturali.
- **Creare un ambiente accogliente:** Questo potrebbe includere elementi visivi che rappresentano le diverse culture o spazi dedicati alla preghiera e alla meditazione per i diversi gruppi religiosi.

L'assistenza interculturale è un viaggio piuttosto che una destinazione. Richiede introspezione, formazione continua e la volontà di abbracciare la diversità in tutte le sue forme. Superando queste sfide e adottando queste strategie, gli operatori sanitari possono offrire un'assistenza veramente centrata sul paziente, che rispetti le sue convinzioni, i suoi valori e la sua identità culturale.

Capitolo 14

LA TECNOLOGIA E INNOVAZIONE IN PSICHIATRIA

Telemedicina e consulenze a distanza.

La telemedicina, che comprende l'uso delle tecnologie dell'informazione e della comunicazione per fornire assistenza medica a distanza, ha rivoluzionato il mondo dell'assistenza sanitaria. Un tempo considerata una soluzione secondaria o complementare, la telemedicina è ora riconosciuta come una modalità di assistenza essenziale, in particolare nelle situazioni in cui l'accesso alle cure tradizionali è limitato o compromesso.

Vantaggi della telemedicina :
- **Accessibilità:** offre assistenza ai pazienti geograficamente lontani o che hanno difficoltà a viaggiare. Questo è particolarmente importante per le aree rurali o poco servite.
- **Convenienza:** i pazienti possono ricevere le cure nel comfort della propria casa, evitando viaggi, tempi di attesa e costi associati.
- **Continuità dell'assistenza:** consente una comunicazione fluida tra i diversi fornitori di assistenza, garantendo un'assistenza continua.
- **Risposta rapida:** nelle situazioni di emergenza, i consulti a distanza possono fornire una valutazione immediata.
- **Risparmi:** riducendo la necessità di strutture fisiche e di viaggi, la telemedicina può portare a risparmi per i fornitori e i pazienti.

Le sfide della telemedicina :
- **Limitazioni tecnologiche:** non tutti i pazienti hanno accesso a una tecnologia affidabile o a una connessione Internet stabile.
- **Preoccupazioni sulla riservatezza:** la trasmissione di informazioni mediche via Internet solleva preoccupazioni sulla protezione dei dati.

- **Limitazioni dell'esame fisico:** alcune condizioni richiedono un esame fisico approfondito, che è difficile da eseguire a distanza.
- **Problemi normativi:** la legislazione sulla telemedicina varia da Paese a Paese e può essere complicata.

Telemedicina in psichiatria :
In psichiatria, la telemedicina si è dimostrata particolarmente utile. Dato che le consultazioni psichiatriche si basano in gran parte su conversazioni e valutazioni verbali, piuttosto che su esami fisici approfonditi, si prestano bene a consultazioni a distanza.

- **Consultazioni iniziali:** le valutazioni psichiatriche preliminari possono essere effettuate efficacemente a distanza, consentendo una valutazione rapida e un rinvio, se necessario.
- **Terapia:** la terapia a distanza, o teleterapia, è diventata comune, consentendo ai pazienti di continuare il trattamento nonostante gli ostacoli geografici o logistici.
- **Gestione dei farmaci:** Gli psichiatri possono monitorare e regolare i farmaci del paziente tramite consultazioni a distanza, anche se alcuni monitoraggi possono richiedere esami fisici.
- **Gruppi di sostegno:** le sessioni di terapia di gruppo possono essere organizzate anche online, offrendo un supporto comunitario senza i vincoli geografici.

La telemedicina in psichiatria, come in altri campi medici, richiede una formazione adeguata per gli operatori, oltre a salvaguardare la riservatezza e la sicurezza dei pazienti. Tuttavia, con la rapida evoluzione della tecnologia e il crescente riconoscimento dei suoi benefici, la telemedicina è sulla buona strada per diventare una parte duratura e preziosa del panorama medico.

Applicazioni mobili
e piattaforme di auto-aiuto.

Nell'era digitale, le applicazioni mobili e le piattaforme di auto-aiuto sono diventate una parte importante del panorama della salute mentale, offrendo agli utenti una varietà di strumenti per gestire, comprendere e migliorare il loro benessere psicologico.

Vantaggi delle applicazioni e delle piattaforme di auto-aiuto :

- **Disponibilità:** questi strumenti sono spesso disponibili 24 ore su 24, offrendo un supporto immediato quando necessario.
- **Anonimato:** per coloro che temono lo stigma associato alla ricerca di aiuto per problemi di salute mentale, queste piattaforme offrono un grado di riservatezza.
- **Costo:** molte applicazioni sono gratuite o a basso costo, rendendo più accessibile l'accesso alle informazioni e all'assistenza.
- **Complementarietà:** questi strumenti possono integrare il trattamento tradizionale, consentendo ai pazienti di continuare a lavorare su se stessi tra una seduta e l'altra.

Tipi di applicazioni e piattaforme :

- **Applicazioni di tracciamento dell'umore:** questi strumenti consentono agli utenti di tracciare i propri stati d'animo e pensieri su base giornaliera, aiutando a identificare i fattori scatenanti o le tendenze.
- **Applicazioni di meditazione e mindfulness:** queste piattaforme forniscono guide e meditazioni per aiutare a ridurre lo stress e l'ansia e migliorare la concentrazione.
- **Applicazioni terapeutiche:** spesso offrono moduli basati su terapie comprovate, come la terapia

cognitivo-comportamentale, per gestire problemi specifici.

- **Piattaforme di auto-aiuto:** spesso si tratta di forum o comunità online in cui gli utenti possono condividere esperienze, porre domande e ricevere supporto dai colleghi.
- **Giochi terapeutici:** alcuni giochi sono stati progettati per aiutare a gestire lo stress, l'ansia e altri problemi di salute mentale.

Considerazioni importanti :
- **Affidabilità:** non tutte le applicazioni sono uguali. È fondamentale scegliere applicazioni basate su ricerche e prove, piuttosto che quelle che offrono soluzioni rapide senza alcuna base scientifica.
- **Sicurezza dei dati:** dato che queste applicazioni trattano dati sensibili, è essenziale garantire la riservatezza e la sicurezza delle informazioni.
- **Non è un sostituto:** sebbene questi strumenti possano essere preziosi, non dovrebbero sostituire la terapia professionale, in particolare per le persone che soffrono di gravi problemi di salute mentale.

Con l'uso sempre più diffuso di smartphone e dispositivi mobili, è probabile che le applicazioni e le piattaforme di auto-aiuto continuino a svolgere un ruolo sempre più importante nel campo della salute mentale. Offrono un modo innovativo e accessibile di fornire supporto a chi ne ha bisogno, integrando gli approcci terapeutici tradizionali.

Progressi tecnologici nella neuroimmagine.

La neuroimmagine, che comprende una serie di tecniche utilizzate per visualizzare la struttura e la funzione del sistema nervoso, ha subito notevoli progressi tecnologici negli ultimi decenni. Queste innovazioni non solo hanno ampliato la nostra comprensione del cervello, ma hanno anche portato a miglioramenti significativi nella diagnosi, nel trattamento e nella ricerca dei disturbi neurologici e psichiatrici.

1. Risonanza magnetica (MRI) :
- **Risonanza magnetica funzionale (fMRI)**: misura e mappa l'attività cerebrale rilevando i cambiamenti associati al flusso sanguigno. È particolarmente utile per esaminare il funzionamento del cervello durante compiti specifici.
- **Risonanza magnetica di diffusione (D-MRI)**: questa tecnica visualizza i percorsi delle fibre nervose analizzando il movimento delle molecole d'acqua nel cervello. È essenziale per studiare la connettività cerebrale.

2. Tomografia a emissione di positroni (PET) :
Questo metodo utilizza traccianti radioattivi per visualizzare i processi metabolici nel cervello. Viene spesso utilizzato per studiare il metabolismo del glucosio nel cervello e individuare le aree di disfunzione.

3. Spettroscopia di risonanza magnetica :
Analizza metaboliti specifici nel cervello, offrendo approfondimenti sulla chimica cerebrale senza la necessità di prodotti radioattivi.

4. Magnetoencefalogramma (MEG) :
Questa tecnica rileva i piccoli campi magnetici prodotti dall'attività neuronale. Offre una risoluzione temporale estremamente elevata, rendendo possibile l'esame dell'attività cerebrale su scale temporali di millisecondi.

5. Imaging ottico :
- **Tomografia ottica diffusa (DOT)**: utilizza la luce per ottenere immagini dettagliate della funzione cerebrale,

particolarmente utile per l'imaging della corteccia cerebrale.

- **Imaging funzionale nel vicino infrarosso (fNIRS)**: misura i cambiamenti della concentrazione di ossigeno nel sangue per mappare l'attività cerebrale.

6. Connettomica :
Basata principalmente sulla D-MRI, questa disciplina emergente mira a mappare la complessa rete di connessioni del cervello, nota come connettoma.

Impatto di questi progressi :
- **Ricerca sulle malattie**: I progressi nella neuroimmagine hanno portato alla scoperta di potenziali biomarcatori per malattie come l'Alzheimer, la schizofrenia e la depressione.
- **Comprendere la connettività cerebrale**: abbiamo una migliore comprensione di come le diverse regioni del cervello interagiscono e sono collegate.
- **Trattamento guidato dalle immagini**: in alcuni casi, la neuroimmagine può guidare i trattamenti come la chirurgia cerebrale.

I progressi tecnologici nella neuroimmagine continuano ad arricchire la nostra comprensione del cervello umano, offrendo nuove prospettive e strumenti per lo studio della sua struttura e funzione, nonché per il trattamento dei disturbi neurologici e psichiatrici.

Capitolo 15

APPROCCI TERAPEUTICI EMERGENTI

Le terapie basate su sulla mindfulness.

Le terapie basate sulla mindfulness sono approcci terapeutici che integrano le tradizionali pratiche di meditazione mindfulness in un contesto clinico. Questi metodi hanno guadagnato popolarità negli ultimi anni, essendo riconosciuti per la loro efficacia nel trattamento di una varietà di disturbi psicologici e fisici.

Definizione di Mindfulness :
La Mindfulness è una forma di meditazione che consiste nel prestare un'attenzione benevola, non critica e non reattiva all'esperienza presente, sia che si tratti di una sensazione, di un'emozione o di un pensiero.

Principali terapie basate sulla mindfulness :
- Terapia cognitiva basata sulla mindfulness (MBCT) :
    - Inizialmente concepita per prevenire le ricadute nelle persone che hanno sofferto di depressione, questa terapia combina la meditazione mindfulness con i principi della terapia cognitiva.
    - Insegna come riconoscere e disinnescare gli schemi mentali abituali che possono portare a una ricaduta nella depressione.
- Riduzione dello stress basata sulla mindfulness (MBSR) :
    - Sviluppato dal Dr. Jon Kabat-Zinn, questo approccio viene spesso insegnato in un corso di 8 settimane.
    - È stato sviluppato per aiutare le persone a gestire lo stress, il dolore e la malattia.
    - L'MBSR è oggi utilizzato per una serie di condizioni, tra cui l'ansia, la depressione e il dolore cronico.

- Terapia di accettazione e impegno (ACT) :
    - Sebbene non sia esclusivamente una terapia di mindfulness, l'ACT incorpora i concetti di mindfulness per aiutare le persone ad accettare la loro esperienza interna e a muoversi verso azioni allineate con i loro valori.

Benefici delle terapie basate sulla mindfulness :
- **Riduzione dello stress**: queste terapie aiutano a gestire e a ridurre lo stress, incoraggiando la consapevolezza e una risposta calma alle sfide.
- **Regolazione emotiva**: le insegnano a osservare le sue emozioni senza reagire in modo eccessivo o evitarle.
- **Miglioramento della concentrazione**: la pratica regolare della meditazione può migliorare la capacità di attenzione.
- **Riduzione dei sintomi depressivi**: soprattutto con l'MBCT, che mira specificamente a prevenire le ricadute depressive.
- **Gestione del dolore**: anziché combattere il dolore, la mindfulness ci insegna a rivolgerci alle sensazioni con un atteggiamento di accettazione.

Considerazioni importanti :
- Sebbene queste terapie offrano molti benefici, non sono una panacea e potrebbero non essere adatte a tutti. È sempre necessaria una valutazione adeguata da parte di un professionista.
- La pratica regolare è essenziale per trarre tutti i benefici.

Le terapie basate sulla Mindfulness offrono strumenti preziosi per affrontare le sfide della vita, gestire lo stress, il dolore e le emozioni e possono essere integrate efficacemente in un approccio olistico al benessere mentale e fisico.

La realtà virtuale nella psicoterapia.

La realtà virtuale (VR) ha fatto progressi significativi negli ultimi anni, evolvendo da una tecnologia in gran parte associata ai videogiochi a uno strumento utilizzato in molti campi, tra cui la psicoterapia. Offre un metodo innovativo per trattare una serie di disturbi psicologici, creando ambienti virtuali in cui i pazienti possono essere esposti, interagire, imparare e adattarsi.

L'uso della realtà virtuale nella psicoterapia:
- Terapia di esposizione in realtà virtuale (VRET):
    - Questo è l'uso più comune della VR nella psicoterapia. In questo metodo, i pazienti vengono esposti a stimoli o situazioni che ritengono ansiogeni in un ambiente virtuale sicuro.
    - Questo ha dimostrato di essere particolarmente efficace nel trattamento di fobie specifiche, come la paura di volare, la paura dell'altezza e il disturbo da stress post-traumatico (PTSD).
- Riabilitazione cognitiva :
    - Gli ambienti virtuali sono progettati per aiutare i pazienti a sviluppare o recuperare le capacità cognitive, particolarmente utili per le persone che hanno subito una lesione cerebrale o alcune forme di demenza.
- Trattamento dei disturbi da dipendenza:
    - La VR può essere utilizzata per esporre i pazienti ai fattori scatenanti delle loro dipendenze in un ambiente controllato, consentendo loro di imparare e praticare strategie di coping.
- Terapia per i disturbi dell'immagine corporea :
    - Utilizzando la VR, i pazienti possono 'vedere' il proprio corpo in modo diverso, il che può

essere utile nel trattamento dei disturbi alimentari e della dismorfofobia.
- Formazione sulle abilità sociali :
  - Per le persone con disturbi dello spettro autistico o fobia sociale, la VR può offrire scenari per esercitare le abilità sociali in un ambiente controllato.

Vantaggi dell'uso della VR nella psicoterapia :
- **Controllo e sicurezza**: i terapisti possono controllare con precisione l'ambiente virtuale, garantendo la sicurezza del paziente e adattando la terapia alle sue esigenze specifiche.
- **Immersività**: la capacità immersiva della VR permette al paziente di sentirsi completamente coinvolto nell'ambiente, il che può aumentare l'efficacia della terapia.
- **Accessibilità**: le situazioni che altrimenti sarebbero difficili o impossibili da ricreare nel mondo reale possono essere facilmente modellate in VR.

Considerazioni e precauzioni :
- **Cybersickness**: alcune persone possono provare nausea o vertigini quando utilizzano la VR.
- **Sicurezza dei dati**: come per qualsiasi tecnologia digitale, la riservatezza e la sicurezza dei dati devono essere una priorità.
- **Non per tutti**: sebbene la VR offra dei vantaggi, non è necessariamente adatta a tutti i pazienti o a tutte le condizioni.

La realtà virtuale apre porte interessanti per la psicoterapia, offrendo modi innovativi di approccio al trattamento. Come per qualsiasi intervento, è essenziale che i terapeuti siano adeguatamente formati e valutino attentamente se la VR è appropriata per ogni singolo paziente.

Approcci integrativi e olistici.

Gli approcci integrativi e olistici in psichiatria mirano a prendere in considerazione l'individuo nel suo complesso, non concentrandosi solo sui sintomi, ma cercando di comprendere e trattare la persona nel suo insieme: corpo, mente e ambiente sociale. Questi approcci si sono sviluppati come reazione alla medicina più tradizionale e segmentata e spesso combinano diversi metodi terapeutici, sia convenzionali che alternativi.

Comprendere l'approccio olistico:
- Panoramica:
  - Piuttosto che trattare semplicemente un sintomo specifico, l'approccio olistico cerca di capire come i diversi aspetti della vita di una persona interagiscono e contribuiscono al suo benessere generale.
- Corpo-Mente-Ambiente :
  - I medici olistici credono che il corpo, la mente e l'ambiente siano interdipendenti. I problemi in una di queste aree possono influenzare le altre e viceversa.
- Trattamento personalizzato:
  - Ogni persona è unica, con la sua storia, le sue esperienze e le sue esigenze. L'approccio olistico mira quindi ad adattare il trattamento all'individuo, piuttosto che applicare una soluzione unica.

Integrare diversi metodi terapeutici:
- Medicina convenzionale :
  - Sebbene l'approccio sia olistico, ciò non significa che i trattamenti convenzionali vengano evitati. Al contrario, spesso vengono utilizzati insieme alle terapie alternative per massimizzare i benefici per il paziente.

- Terapie complementari :
  - Questi possono includere agopuntura, chiropratica, naturopatia, riflessologia, musicoterapia, arteterapia e molti altri.
- Farmaci tradizionali :
  - Pratiche come la medicina ayurvedica o la medicina tradizionale cinese possono essere integrate in un piano di trattamento olistico.
- Tecniche di rilassamento e di riduzione dello stress:
  - La meditazione, lo yoga, il tai chi e la mindfulness sono spesso consigliati per aiutare a ridurre lo stress e migliorare la salute mentale.
- Nutrizione :
  - La dieta gioca un ruolo essenziale nella salute mentale. Può essere consigliabile una dieta equilibrata, a volte combinata con integratori specifici.
- Esercizio fisico :
  - L'attività fisica non fa bene solo al corpo, ma anche alla mente. Può aiutare a ridurre l'ansia e la depressione e a migliorare l'umore.
- Terapia della natura :
  - Il contatto con la natura, sia attraverso le passeggiate, il giardinaggio o la semplice contemplazione, ha dimostrato di avere effetti benefici sulla salute mentale.

Considerazioni e sfide :
- Resistenza culturale :
  - In alcune culture o ambienti, l'approccio olistico può essere visto con scetticismo, soprattutto se viene considerato lontano dalla medicina 'tradizionale'.
- Cerca per :
  - Mentre alcune terapie complementari sono state ben studiate, altre mancano di ricerche solide che ne confermino l'efficacia.

- Costo :
  - Alcuni trattamenti o terapie olistiche possono non essere coperti dall'assicurazione sanitaria, rendendo difficile l'accesso per tutti i pazienti.

L'approccio integrativo e olistico alla psichiatria riconosce che la salute mentale è complessa e multifattoriale. Abbracciando una varietà di metodi terapeutici e adattandoli all'individuo, questo approccio mira a promuovere un recupero duraturo e un benessere generale.

Capitolo 16

RICERCA IN PSICHIATRIA E PROSPETTIVE FUTURE

Importanza della ricerca
clinici e fondamentali.

La ricerca, sia clinica che di base, è la forza trainante di tutti i progressi medici. Nel campo della psichiatria, è una bussola che guida i professionisti verso una migliore comprensione dei disturbi mentali e verso trattamenti sempre più efficaci.

La ricerca fondamentale, spesso condotta in laboratorio, esplora i misteri del cervello, un organo complesso che, nonostante i progressi tecnologici, rimane in gran parte sconosciuto. È attraverso questa ricerca che scopriamo i meccanismi biochimici, genetici e cellulari alla base dei disturbi psichiatrici. Queste scoperte, talvolta inaspettate, sono fondamentali perché gettano le basi per nuove ipotesi, nuovi trattamenti e nuovi approcci terapeutici.

D'altra parte, la ricerca clinica è strettamente legata alla pratica quotidiana della psichiatria. Si tratta di studiare i pazienti stessi, spesso sotto forma di studi clinici. È attraverso la ricerca clinica che possiamo valutare l'efficacia e la sicurezza di nuovi trattamenti, o comprendere meglio il decorso naturale dei disturbi. Tra l'altro, permette di adattare e ottimizzare gli approcci terapeutici in base alle esigenze specifiche di ciascun paziente.

L'interazione tra questi due tipi di ricerca è fondamentale. Le scoperte fatte nella ricerca di base possono ispirare nuove terapie, che possono poi essere testate nella clinica. Al contrario, le osservazioni cliniche possono sollevare nuove domande per la ricerca di base.

Ma al di là dei semplici progressi medici, la ricerca psichiatrica ha un ruolo sociale da svolgere. Demistificando la malattia mentale, aiuta a combattere lo stigma ad essa associato. Facendo luce sui meccanismi biologici sottostanti, ci ricorda che i disturbi psichiatrici sono malattie come tutte le altre, che meritano attenzione, cura e rispetto.

Infine, la ricerca è anche un faro di speranza. Ogni scoperta, ogni nuovo studio clinico è una promessa per i pazienti e le loro famiglie: la promessa che, domani, avremo strumenti più efficaci, trattamenti più appropriati e che saremo in grado di offrire una migliore qualità di vita alle persone affette da disturbi psichiatrici.

In breve, la ricerca, sia clinica che fondamentale, è al centro della psichiatria moderna. Sta plasmando il futuro della disciplina e garantisce un'assistenza sempre più precisa, personalizzata e umana.

Le ultime scoperte chiave.

I progressi in psichiatria, come in molte altre aree della medicina, sono il risultato di sforzi di ricerca incessanti. Questi progressi scientifici, che vengono aggiornati regolarmente, sono essenziali per affinare le nostre conoscenze, migliorare l'assistenza ai pazienti e rinnovare i nostri approcci terapeutici. Ecco una panoramica di alcune delle scoperte più significative in psichiatria negli ultimi anni:

• **Il microbiota intestinale e la salute mentale**: la ricerca ha rivelato un legame tra il microbiota intestinale (tutti i microrganismi presenti nel nostro intestino) e il nostro cervello, soprannominato "asse intestino-cervello". Gli studi hanno dimostrato che uno squilibrio di questo microbiota potrebbe essere associato a vari disturbi mentali, tra cui la depressione.

- **Neuroimaging avanzato**: grazie alle tecnologie di imaging come la risonanza magnetica funzionale, oggi siamo in grado di osservare l'attività cerebrale in tempo reale. Questo ha portato a una migliore comprensione dei modelli di attività associati a determinati disturbi e all'identificazione di potenziali biomarcatori.
- **Terapie geniche ed epigenetica**: identificando geni specifici legati a determinati disturbi psichiatrici, i ricercatori stanno esplorando approcci per colpire questi geni attraverso terapie geniche o per capire come l'ambiente può influenzare l'espressione genica attraverso l'epigenetica.
- **Approccio integrativo ai disturbi dello spettro autistico (ASD)**: la comprensione dell'ASD è stata notevolmente migliorata dagli studi genetici, neurologici e comportamentali. Questo ha portato a interventi più mirati e personalizzati per le persone affette.
- **L'uso degli psichedelici nella psicoterapia**: sostanze come la psilocibina, che si trova in alcune varietà di funghi, vengono studiate per le loro potenziali applicazioni terapeutiche, in particolare nel trattamento della depressione resistente.
- **Stimolazione cerebrale profonda (DBS)**: la DBS, che prevede l'impianto di piccoli elettrodi nel cervello, ha mostrato risultati promettenti nel trattamento di disturbi come la depressione maggiore resistente e il disturbo ossessivo-compulsivo.
- **L'importanza del sonno**: la ricerca ha rafforzato l'idea che il sonno svolge un ruolo cruciale nella salute mentale. Disturbi come la depressione, l'ansia e la psicosi possono essere esacerbati o addirittura innescati da una mancanza cronica di sonno.

Queste scoperte, insieme a molte altre, dimostrano la ricchezza e il dinamismo della ricerca in psichiatria.

Rafforzano la speranza che, in futuro, avremo mezzi ancora più efficaci per diagnosticare, trattare e, idealmente, prevenire le malattie mentali.

Prospettive future
e innovazioni terapeutiche.

La psichiatria, come il settore medico nel suo complesso, si trova a un crocevia di innovazioni entusiasmanti che promettono di trasformare radicalmente la nostra comprensione e il trattamento delle malattie mentali. Le prospettive per il futuro sono segnate non solo dai progressi tecnologici, ma anche da un approccio sempre più olistico e incentrato sul paziente. Ecco alcune delle tendenze e delle innovazioni terapeutiche più promettenti da tenere d'occhio:

- **Medicina personalizzata**: in futuro, i trattamenti psichiatrici saranno sempre più personalizzati, in base alla genetica, al metabolismo e alle caratteristiche individuali di ogni paziente. Questo permetterà di ottimizzare gli interventi per ottenere i migliori risultati possibili.
- **Terapie digitali**: sempre più spesso le terapie basate su applicazioni mobili o piattaforme online saranno integrate nei piani di trattamento. Possono offrire un supporto in tempo reale, aiutare a gestire i sintomi o agire come strumenti di automonitoraggio.
- **Neurofeedback e biofeedback**: queste tecniche permettono ai pazienti di prendere coscienza e di regolare le loro funzioni fisiologiche. Per esempio, visualizzando l'attività cerebrale in tempo reale, i pazienti possono imparare a modulare alcuni modelli di attività associati ai loro sintomi.
- **Aumento dell'uso della realtà virtuale (VR)**: La VR può essere utilizzata per trattare disturbi come la

PTSD, esponendo gradualmente i pazienti a stimoli scatenanti in un ambiente controllato.

- **L'espansione delle terapie psichedeliche**: come già detto, sostanze come la psilocibina e l'MDMA vengono studiate per le loro potenziali proprietà terapeutiche, in particolare per la depressione, l'ansia e la PTSD.
- **Stimolazione cerebrale non invasiva**: tecniche come la stimolazione magnetica transcranica (TMS) possono offrire un'alternativa ai farmaci per alcuni pazienti, modulando l'attività cerebrale senza intervento chirurgico.
- **Approcci incentrati sulla comunità**: piuttosto che concentrarsi esclusivamente sull'individuo, c'è un crescente riconoscimento dell'importanza del supporto della comunità. L'assistenza sarà sempre più radicata in un approccio sistemico, integrando famiglia, educatori e operatori sociali.
- **Maggiore enfasi sulla prevenzione**: piuttosto che trattare solo i sintomi, ci sarà uno sforzo crescente per identificare e trattare i fattori di rischio prima che portino a disturbi più gravi.
- **Integrazione della salute mentale e fisica**: riconoscendo che la mente e il corpo sono indissolubilmente legati, ci sarà una crescente fusione di cure psichiatriche e somatiche per fornire un approccio più olistico alla salute.
- **Aumento della formazione e della consapevolezza**: con la diminuzione dello stigma che circonda la malattia mentale, aumenterà la richiesta di istruzione, formazione e sensibilizzazione, sia per gli operatori sanitari che per il pubblico in generale.

Il futuro della psichiatria appare luminoso, caratterizzato da una migliore comprensione dei disturbi mentali e da trattamenti sempre più efficaci e personalizzati sulle esigenze individuali.

Capitolo 17

PSICHIATRIA FORENSE

L'intersezione della psichiatria e il sistema giudiziario.

L'intersezione tra psichiatria e sistema giudiziario è un'area complessa in cui si incontrano medicina, etica e legge. Solleva questioni cruciali sui diritti individuali, sulla protezione della società e sul ruolo dei professionisti della salute mentale all'interno del sistema giudiziario. Affrontiamo questo argomento in modo fluido e integrato.

Storia e contesto
Storicamente, la comprensione della malattia mentale è stata spesso distorta e disinformata, portando a pregiudizi e stigmatizzazione. Gli individui con disturbi mentali erano un tempo percepiti come posseduti o moralmente difettosi, il che portava al loro isolamento o a punizioni inappropriate. Con il progresso della scienza e una migliore comprensione della psichiatria, la società ha gradualmente riconosciuto l'importanza di trattare la malattia mentale come un problema medico piuttosto che penale.

Responsabilità penale e capacità mentale
Una questione centrale in questa intersezione è quella della responsabilità penale. Una persona affetta da una grave malattia mentale può essere ritenuta responsabile dei suoi atti criminali? In molte giurisdizioni, può essere invocata una difesa dall'infermità mentale o 'insanity defence', riconoscendo che un individuo può non avere la capacità di comprendere la natura delle sue azioni o di discernere il bene dal male.

Valutazione psichiatrica forense
Quando si sospetta che una persona soffra di una malattia mentale, possono essere richieste delle valutazioni psichiatriche per determinare la sua capacità di comparire in tribunale. Queste valutazioni possono anche aiutare a

informare il tribunale sulla necessità di trattamenti o interventi specifici.

Ospedali psichiatrici e centri di detenzione
In alcuni casi, le persone affette da gravi malattie mentali che hanno commesso dei reati non vengono incarcerate nelle carceri tradizionali, ma vengono invece collocate in istituti psichiatrici specializzati per il trattamento.

Questioni etiche
L'intersezione tra psichiatria e sistema giudiziario solleva importanti questioni etiche. Per esempio, fino a che punto la società può spingersi nel costringere una persona a sottoporsi a un trattamento psichiatrico? Quali diritti hanno le persone ricoverate involontariamente?

Riabilitazione e reintegrazione
Un altro aspetto cruciale è la riabilitazione. Come possono il sistema giudiziario e i professionisti della salute mentale collaborare per garantire che le persone, una volta rilasciate, si reintegrino in modo sicuro ed efficace nella società?

L'Avenir
Con la continua evoluzione della comprensione della malattia mentale, l'intersezione tra psichiatria e sistema giudiziario richiederà una riflessione e un adattamento costanti, per garantire il rispetto dei diritti delle persone e la protezione della società nel suo complesso.

In definitiva, l'equilibrio tra giustizia e compassione, tra sicurezza e diritti umani, rimane una sfida costante in questo campo interdisciplinare.

Valutazione della pericolosità e la responsabilità penale.

La psichiatria svolge un ruolo importante nell'affrontare la questione della pericolosità e della responsabilità penale di un individuo. Decifriamo questa complessa questione combinando legge e medicina.

Origini e contesto
La valutazione della pericolosità è sempre stata un elemento chiave della giustizia penale. Nel corso del tempo, la società ha cercato di introdurre valutazioni oggettive e basate su prove per determinare la probabilità che un individuo commetta un atto violento o dannoso in futuro.

Meccanismi di valutazione
La prima fase della valutazione è solitamente un esame psichiatrico approfondito. Gli operatori sanitari valutano la storia, il pensiero e il comportamento attuale dell'individuo, nonché eventuali fattori sottostanti che possono aumentare il rischio di atti violenti, come una malattia mentale non trattata.

Malattia mentale e responsabilità penale
Una delle domande centrali di questa valutazione è se una malattia mentale abbia contribuito direttamente al comportamento criminale. Si fa una distinzione tra la capacità di un individuo di comprendere le proprie azioni e di distinguere il bene dal male. Se un individuo è ritenuto incapace di questa comprensione a causa di una malattia mentale, può essere considerato non responsabile penalmente.

Pericolo futuro
Una parte fondamentale della valutazione è la determinazione del rischio di recidiva. Sebbene la

previsione del comportamento futuro sia complessa, alcuni metodi, come le valutazioni attuariali, vengono utilizzati per stimare il rischio in base a fattori demografici, precedenti penali e altre variabili rilevanti.

Implicazioni legali
Se una persona viene giudicata pericolosa ma non responsabile delle proprie azioni a causa di una malattia mentale, può essere ricoverata in un ospedale psichiatrico per un periodo indefinito. Questa sistemazione può durare più a lungo della tradizionale pena detentiva che avrebbe ricevuto.

Questioni etiche
La tensione tra sicurezza pubblica e diritti individuali è evidente. Da un lato, è essenziale proteggere la società da individui potenzialmente pericolosi. Dall'altro lato, è indispensabile garantire che gli individui ricevano un trattamento equo ed etico, in particolare quando è in gioco la malattia mentale.

La valutazione della pericolosità e della responsabilità penale è un processo delicato che richiede una stretta collaborazione tra il sistema giudiziario e i professionisti della salute mentale. Nel cercare un equilibrio tra compassione, giustizia e sicurezza pubblica, rimane essenziale affrontare ogni caso con rigore, etica e umanità.

Gestione dei pazienti nelle carceri.

L'intersezione tra la psichiatria e l'ambiente carcerario è un terreno complesso, che richiede un'attenta attenzione sia alla sicurezza del detenuto che alle sue esigenze di salute mentale. Esploriamo questo delicato rapporto e le migliori pratiche per la gestione dei pazienti in carcere.

Il volto della salute mentale in carcere

È allarmante che molti detenuti nelle carceri di tutto il mondo presentino sintomi di disturbi mentali. Questi disturbi possono variare da una lieve depressione a condizioni più gravi come la schizofrenia. Le ragioni sono molteplici e vanno dalla criminalizzazione della malattia mentale alla mancanza di sistemi di assistenza adeguati nella società.

Valutazione iniziale

Non appena arriva un detenuto, è fondamentale una valutazione psichiatrica iniziale. Ciò consente di individuare i disturbi esistenti, di valutare il rischio di suicidio o di autoaggressione e di indirizzare il detenuto verso un trattamento adeguato.

Ambiente e rischi carcerari

Il carcere può aggravare i sintomi dei disturbi mentali. L'isolamento, lo stress della vita carceraria, la vittimizzazione e altri fattori possono contribuire al deterioramento della salute mentale di un detenuto. Da qui l'importanza di un monitoraggio regolare.

Interventi terapeutici

Gli interventi nelle carceri possono includere la farmacoterapia, la terapia individuale o di gruppo e i programmi educativi. Tuttavia, la sfida risiede spesso nell'implementazione di questi interventi in un ambiente ristretto e sicuro.

La questione dell'isolamento

L'isolamento o la reclusione in isolamento è una pratica controversa, in particolare per i detenuti con problemi mentali. Anche se a volte viene utilizzato per motivi disciplinari, questo metodo può avere conseguenze devastanti per la salute mentale.

Reintegrazione sociale

Preparare i detenuti al loro rilascio è fondamentale quanto prendersi cura della loro salute mentale durante la detenzione. Ciò implica il coordinamento con i servizi sociali e di salute mentale all'esterno, per garantire una transizione fluida e il proseguimento del trattamento.

Sfide etiche

Gli operatori sanitari che lavorano nelle carceri sono spesso in bilico tra il dovere di prendersi cura dei detenuti e i requisiti di sicurezza dell'amministrazione penitenziaria. Questa tensione può dare origine a importanti dilemmi etici.

La gestione della salute mentale nelle carceri è un compito multidimensionale che richiede un approccio equilibrato, che tenga conto della sicurezza, dell'etica e del benessere del detenuto. Riconoscendo e rispondendo alle esigenze di questa popolazione vulnerabile, la società può sperare di ridurre la recidiva e promuovere una reintegrazione di successo.

Capitolo 18

IL FORMATORE
E
LEADER
INFERMIERISTICO

Condividere la conoscenza con le nuove infermiere.

L'arrivo di un nuovo infermiere in un reparto psichiatrico è sia una sfida che un'opportunità. È un'opportunità per gli infermieri esperti di trasmettere le loro conoscenze, i loro consigli e i loro valori. La condivisione delle conoscenze non solo migliora l'efficienza del team infermieristico, ma assicura anche la continuità di un'assistenza di qualità per i pazienti.

Una memoria vivente
Nel corso degli anni, ogni infermiere diventa una memoria vivente del suo reparto. Ricorda i pazienti, i casi complessi, i successi e i fallimenti. Questa ricchezza di esperienza è preziosa per un nuovo arrivato, che spesso si sente un po' perso in questo nuovo ambiente.

Trasmissione strutturata
Non si tratta solo di raccontare aneddoti. La trasmissione delle conoscenze deve essere strutturata. Può assumere la forma di sessioni di formazione interne, di debriefing dopo situazioni complesse o di momenti di supervisione.

L'arte della comunicazione
Trasmettere le conoscenze significa anche saper comunicare. Significa mettersi nei panni del nuovo infermiere, capire le sue preoccupazioni e le sue domande. Significa anche saper ascoltare, perché anche i nuovi infermieri possono portare una prospettiva nuova e conoscenze acquisite di recente.

Strumenti di condivisione
Con la tecnologia di oggi, gli strumenti di condivisione delle conoscenze abbondano. Che si tratti di piattaforme online, forum interni o sessioni di videoconferenza, è diventato più facile condividere e comunicare, anche a distanza.

L'importanza della gentilezza
In questa condivisione di conoscenze, è fondamentale mantenere un atteggiamento benevolo. Errare è umano, e i nuovi infermieri devono sentirsi sicuri di fare domande, ammettere le proprie mancanze e imparare dai propri errori.

Mentore
Alcuni reparti istituiscono sistemi di tutoraggio, in cui un infermiere esperto viene assegnato a un nuovo arrivato per guidarlo nei suoi primi passi. Questo è un modo eccellente per garantire una transizione fluida e un apprendimento ottimale.

Condividere le sue conoscenze con i nuovi infermieri non è solo un dovere professionale, è una risorsa. È la garanzia di un team affiatato e competente, pronto ad affrontare le sfide della psichiatria con empatia e competenza.

Coaching, supervisione e mentoring.

Al centro di qualsiasi professione medica, la continuità e la qualità dell'assistenza dipendono in larga misura dalla capacità dei professionisti esperti di trasmettere le loro conoscenze e di guidare i meno esperti. Il coaching, la supervisione e il mentoring svolgono ruoli essenziali in questa trasmissione. Ognuno di questi termini contiene sfumature e funzioni specifiche che aiutano a garantire non solo la competenza clinica, ma anche il benessere e lo sviluppo professionale degli assistenti.

1. Gestione: struttura e supporto
Il coaching si riferisce alla creazione di strutture e processi per guidare gli infermieri, soprattutto quelli più giovani, nella loro pratica quotidiana. Questi includono:

- **Formazione iniziale**: introdurre i nuovi infermieri ai protocolli e alle politiche della struttura.
- **Valutazione**: fornire un feedback regolare sulle prestazioni e identificare le aree di miglioramento.
- **Supporto quotidiano**: aiutare gli infermieri a gestire le sfide e le situazioni difficili.

2. Supervisione: un approfondimento del know-how

La supervisione è un processo più intimo e regolare, incentrato sullo sviluppo professionale e personale degli infermieri. Comporta:

- **Riflessione sulla pratica**: analizzare situazioni complesse e discutere dilemmi etici.
- **Sviluppo delle competenze**: identificare le lacune nelle conoscenze o nelle competenze e lavorare per migliorarle.
- **Supporto emotivo**: offrire uno spazio per parlare dello stress e delle sfide emotive della professione.

3. Mentoring: una relazione di coaching

Il mentoring è una relazione professionale in cui un infermiere più esperto (il mentore) offre consigli, supporto e guida a un infermiere meno esperto (il mentee). Questa relazione può includere:

- **Trasmettere la conoscenza**: condividere l'esperienza e i consigli acquisiti nel tempo.
- **Supporto professionale**: aiutare il mentee a orientarsi nella sua carriera, a identificare le opportunità e a prendere decisioni.
- **Sviluppo personale**: incoraggiare la crescita personale, la fiducia in se stessi e la resilienza.

Il coaching, la supervisione e il mentoring sono tre pilastri essenziali per garantire una formazione continua e di alta qualità nel campo della psichiatria. Questi approcci strutturano lo sviluppo professionale degli infermieri, rafforzano la coesione del team e garantiscono una migliore assistenza ai pazienti.

L'infermiera come leader e trasformista.

Nel corso degli anni, la professione infermieristica si è evoluta notevolmente, passando da un ruolo passivo di esecuzione a un ruolo proattivo di leadership nel campo medico. Oggi, gli infermieri non sono solo fornitori di cure, ma anche agenti di cambiamento, opinionisti, ricercatori e difensori dei diritti dei pazienti.

1. L'infermiere: un leader nelle squadre mediche
Gli infermieri hanno una conoscenza approfondita delle esigenze dei pazienti. Questa competenza li rende leader naturali nei team medici. Coordinano l'assistenza, facilitano la comunicazione tra i vari professionisti e assicurano che ogni paziente riceva il trattamento giusto.

2. Il ruolo degli infermieri nella formazione e nell'educazione
Molti infermieri sono coinvolti nella formazione dei loro colleghi, attraverso il tutoraggio, i corsi formali o le sessioni informative. Condividono le loro conoscenze ed esperienze per migliorare la qualità dell'assistenza e le competenze dei loro team.

3. Gli infermieri come difensori dei diritti dei pazienti
Gli infermieri spesso agiscono come difensori dei pazienti, assicurando che i loro diritti siano rispettati e che le loro voci siano ascoltate. Possono essere coinvolti nelle discussioni sulle decisioni mediche o sulle politiche sanitarie nazionali.

4. Partecipazione alla ricerca clinica

Sempre più infermieri sono coinvolti nella ricerca clinica, apportando la loro prospettiva unica e contribuendo allo sviluppo delle pratiche assistenziali.

5. Il Changemaker: guidare il cambiamento nel settore sanitario

Gli infermieri sono spesso in prima linea nelle iniziative per migliorare i sistemi sanitari. Che si tratti di innovazioni tecnologiche, di nuovi metodi di cura o di campagne di sensibilizzazione, guidano il cambiamento, assicurandosi che vada a beneficio dei pazienti.

Gli infermieri, grazie alla loro vicinanza ai pazienti e alla conoscenza approfondita del sistema sanitario, sono nella posizione ideale per essere leader e agenti del cambiamento. Adottando un approccio proattivo, formandosi continuamente e collaborando con altri professionisti, gli infermieri possono davvero trasformare il panorama sanitario e migliorare la qualità dell'assistenza per tutti. Questo ruolo di leader e di agente di cambiamento è essenziale se vogliamo affrontare le sfide attuali e future del settore medico.

Capitolo 19

SFIDE
E
TABÙ
PSICHIATRIA

Demistificare gli stereotipi e i pregiudizi che circondano la malattia mentale.

La malattia mentale, nonostante i notevoli progressi compiuti nella comprensione dei suoi meccanismi e nella sensibilizzazione del pubblico, è ancora soggetta a molti pregiudizi. Questi stereotipi possono avere conseguenze devastanti, sia per le persone con disturbi mentali che per la società nel suo complesso.

1. La natura degli stereotipi

Gli stereotipi sono convinzioni semplificate e generalizzate su un gruppo di persone. Nel contesto della malattia mentale, questi stereotipi possono assumere varie forme, come ad esempio:

- Le persone con malattie mentali sono pericolose e imprevedibili.
- Queste malattie sono il risultato di una debolezza di carattere o di una mancanza morale.
- Gli individui possono semplicemente 'farla franca', se lo desiderano.

2. Le origini del pregiudizio

Il pregiudizio nei confronti dei disturbi mentali ha diverse origini:

- **Storia e cultura**: in molte culture, la malattia mentale è stata associata a cause soprannaturali o è stata percepita come una punizione divina.
- **Media**: le rappresentazioni dei media possono spesso esagerare o travisare la malattia mentale, rafforzando gli stereotipi.
- **Mancanza di istruzione**: la semplice ignoranza o incomprensione dei fatti può portare a giudizi errati.

3. Conseguenze degli stereotipi

I pregiudizi e gli stereotipi possono avere gravi conseguenze:

- **Stigmatizzazione**: Le persone affette dalla malattia possono essere ostracizzate, emarginate o evitate dalla loro comunità.
- **Evitare l'assistenza**: per paura di essere giudicate, alcune persone possono evitare di cercare aiuto o di parlare dei loro problemi.
- **Discriminazione**: al lavoro, a scuola o in altre sfere della vita, gli individui possono subire discriminazioni dirette o indirette.

4. Contrastare gli stereotipi

È indispensabile combattere questi pregiudizi:

- **Educazione**: informare il pubblico in generale sulla natura reale dei disturbi mentali e demistificare le idee sbagliate.
- **Testimonianze**: incoraggiare le persone colpite a condividere le loro esperienze per umanizzare e personalizzare la malattia mentale.
- **Responsabilità dei media**: incoraggiare una rappresentazione equa ed equilibrata della malattia mentale nei media.
- **Sensibilizzazione**: organizzare campagne, workshop e seminari per sensibilizzare l'opinione pubblica.

La malattia mentale, come qualsiasi condizione medica, richiede comprensione, compassione e sostegno. Educando la società e combattendo i pregiudizi, possiamo contribuire a creare un ambiente in cui le persone siano giudicate in base al loro carattere e alle loro azioni, non in base a stereotipi e incomprensioni.

L'importanza di combattere contro la stigmatizzazione.

Da sempre, lo stigma accompagna la malattia mentale. Si riferisce all'idea che le persone colpite siano in qualche modo inferiori, deboli o pericolose. Combattere questo stigma non è solo una questione di giustizia sociale, ma è anche essenziale per il benessere e il recupero delle persone interessate.

1. Gli effetti devastanti dello stigma

Lo stigma può avere un impatto drammatico sulla vita delle persone:

- **Autostigmatizzazione**: Le persone interessate possono interiorizzare questi atteggiamenti negativi, che danneggiano la loro autostima.
- **Isolamento sociale**: temendo di essere giudicati, i malati possono isolarsi, aggravando la loro condizione.
- **Discriminazione sul lavoro**: le opportunità professionali possono essere ridotte, non a causa della competenza, ma a causa del pregiudizio.
- **Riluttanza a cercare aiuto**: lo stigma può impedire alle persone di cercare un trattamento, prolungando e aggravando la loro sofferenza.

2. Educazione cruciale

La maggior parte degli stereotipi deriva da una mancanza di comprensione:

- **Sensibilizzazione**: programmi educativi nelle scuole e nelle comunità per fornire informazioni accurate e aggiornate sulla malattia mentale.
- **Testimonianze**: Lasciare che le persone colpite condividano le loro esperienze può demistificare la malattia mentale.

3. I media: un doppio taglio

I media svolgono un ruolo essenziale nel formare l'opinione pubblica:

- **Responsabilità**: i media devono evitare di perpetuare stereotipi dannosi e cercare di educare piuttosto che sensazionalizzare.
- **Evidenziare le storie di successo**: mettere in risalto le storie di persone che gestiscono efficacemente la loro malattia mentale, dimostrando che possono condurre una vita soddisfacente.

4. Il ruolo della comunità medica

Anche i professionisti della salute mentale devono fare la loro parte:

- **Approccio olistico**: trattare il paziente nel suo insieme, non solo la sua malattia.
- **Comunicazione aperta**: incoraggiare i pazienti a fare domande e a esprimere le loro preoccupazioni per dissipare le paure.

5. Coinvolgere la comunità

È uno sforzo collettivo:

- **Programmi comunitari**: incoraggiare le iniziative che promuovono l'inclusione e la comprensione.
- **Dialogo aperto**: incoraggiare i forum in cui le persone possono discutere apertamente di salute mentale senza temere di essere giudicate.

Combattere lo stigma è un passo fondamentale per consentire a tutti di vivere in una società in cui la malattia mentale sia compresa e non temuta. Ogni passo verso l'eliminazione dello stigma è un passo verso una società più inclusiva, attenta e sana.

Sfide contemporanee
la professione di infermiere psichiatrico.

All'intersezione tra scienza medica, relazioni umane e sviluppi sociali, la professione di infermiere psichiatrico affronta sfide complesse e varie. Mentre il campo della psichiatria subisce un rapido cambiamento, emergono nuove sfide, che richiedono infermieri resilienti e ben formati, capaci di adattarsi.

1. La continua destigmatizzazione della malattia mentale
Nonostante i progressi, lo stigma associato ai disturbi mentali persiste, influenzando non solo la percezione pubblica, ma anche quella dei pazienti stessi.

2. Trattamenti in rapida evoluzione
- **Nuove terapie**: gli infermieri devono tenersi costantemente aggiornati sui progressi terapeutici, sia sotto forma di nuovi farmaci che di terapie alternative.
- **Terapie digitali**: il boom della telemedicina e delle applicazioni di benessere mentale richiede una familiarità con la tecnologia.

3. Mancanza di risorse
Molte istituzioni soffrono di una mancanza cronica di risorse, sia in termini di personale, che di finanziamenti o di attrezzature.

4. Complessità culturali e sociali
L'assistenza deve essere adattata alle diverse realtà culturali, sociali e individuali dei pazienti. L'aumento dei problemi di diversità di genere, identità ed etnia introduce ulteriori sfumature nell'assistenza.

5. I rischi del burnout
La natura emotivamente intensa del lavoro psichiatrico, combinata con orari di lavoro talvolta lunghi, può portare al

burnout e persino a problemi di salute mentale tra gli stessi assistenti.

6. Navigazione tra autonomia e sicurezza
Valutare quando dare priorità all'autonomia del paziente e quando implementare misure di sicurezza può essere un delicato gioco di equilibri.

7. Collaborazione interprofessionale
Lavorare in sinergia con altri professionisti della salute (psichiatri, psicologi, assistenti sociali) richiede capacità di comunicazione e collaborazione, in un ambiente che a volte è pieno di tensioni.

8. Dilemmi etici
Le questioni della riservatezza, del consenso informato e dell'assistenza forzata, ad esempio, possono porre delicati dilemmi etici.

9. Formazione continua
La necessità di una formazione continua per mantenersi aggiornati in un settore in costante evoluzione, pur gestendo le responsabilità quotidiane, può essere una sfida in sé.

10. Gestione delle crisi
Le situazioni di emergenza, sia che riguardino tentativi di suicidio, aggressioni o altre crisi, richiedono competenze, formazione e resilienza speciali.

Gli infermieri psichiatrici sono testimoni in prima persona dei rapidi cambiamenti in atto nel campo della salute mentale. Svolgono un ruolo essenziale nell'assistenza ai pazienti, ma devono anche navigare in un mare di sfide che mettono alla prova le loro capacità, la loro pazienza e la loro resilienza. Riconoscere e affrontare queste sfide è fondamentale per garantire un'assistenza di qualità, ma anche per il benessere degli stessi infermieri.

Capitolo 20

BENESSERE E LA RESILIENZA DELL'INFERMIERA

Riconoscere
e gestire lo stress legato al lavoro.

Lo stress lavorativo è un problema pervasivo per molti professionisti, in particolare per quelli che lavorano nel settore sanitario. Gli infermieri psichiatrici, di fronte alle pesanti responsabilità e alla natura emotiva della loro professione, sono particolarmente esposti. Sapere come riconoscerlo e affrontarlo è essenziale per la continuità della carriera, il benessere personale e, soprattutto, per garantire un'assistenza di qualità ai pazienti.

1. Comprendere lo stress professionale
   - **Definizione**: uno stato di tensione fisica, emotiva o mentale derivante da fattori stressanti sul lavoro.
   - **Cause specifiche in psichiatria**: situazioni di emergenza, confronti emotivi, dilemmi etici, pressione del tempo, esaurimento emotivo, tra gli altri.

2. Riconoscere i sintomi
   - **Fisico**: stanchezza, mal di testa, problemi di sonno, tensione muscolare, problemi digestivi.
   - **Emotivo**: irritabilità, ansia, depressione, sensazione di esaurimento, riduzione dell'autostima.
   - **Mentale**: difficoltà di concentrazione, pensieri ossessivi, pessimismo, isolamento sociale.
   - **Comportamento**: procrastinazione, assenza dal lavoro, aumento dell'abuso di alcol o di sostanze.

3. Identificare i fattori di rischio
   - **Esterno**: carico di lavoro elevato, mancanza di risorse, conflitti interpersonali, mancanza di riconoscimento.
   - **Interno**: perfezionismo, mancanza di gestione del tempo o di capacità di comunicazione, difficoltà a stabilire dei limiti.

4. Strategie di prevenzione e gestione
- **Autovalutazione**: si prenda il tempo di riflettere regolarmente sul suo stato emotivo e fisico.
- **Formazione continua**: acquisire ulteriori competenze per gestire meglio le sfide professionali.
- **Gestione del tempo**: stabilire le priorità dei compiti, imparare a delegare, fare pause regolari.
- **Porre dei limiti**: saper dire di no, riconoscere i propri limiti e prendersi dei giorni di riposo.
- **Rete di supporto**: coltivare relazioni con colleghi, amici o un professionista della salute mentale per condividere le preoccupazioni.
- **Attività rilassanti**: Meditazione, yoga, lettura o qualsiasi altra attività che rilassi e distolga la mente dalle pressioni del lavoro.
- **Si prenda cura della sua salute**: mangi una dieta equilibrata, faccia regolarmente esercizio fisico e dorma a sufficienza.

5. L'importanza di chiedere aiuto
- **Riconoscere i propri limiti**: ammettere di aver bisogno di aiuto non è un segno di debolezza, ma di saggezza.
- **Consultare un professionista**: uno psicologo, uno psichiatra o un consulente di orientamento possono offrire spunti e strumenti preziosi.

Di fronte alle numerose sfide della professione, il riconoscimento e la gestione dello stress professionale devono essere al centro delle preoccupazioni degli infermieri psichiatrici. È una parte essenziale per garantire un'assistenza di qualità e preservare la salute mentale. Conoscere se stessi, dotarsi degli strumenti giusti e non esitare a cercare aiuto sono le chiavi per gestire efficacemente lo stress sul lavoro.

Importanza della supervisione e la formazione continua.

La natura dinamica e complessa della psichiatria richiede che gli infermieri sviluppino costantemente le loro conoscenze e competenze. In questo contesto, la supervisione e la formazione continua sono pilastri essenziali per garantire un'assistenza ottimale al paziente e sostenere il benessere e lo sviluppo professionale degli infermieri.

1. Supervisione: uno specchio riflettente
   - **Riflessione professionale**: la supervisione offre uno spazio privilegiato in cui gli infermieri possono analizzare e discutere le loro pratiche, i loro sentimenti e le loro domande.
   - **Crescita personale**: confrontandosi con situazioni che a volte possono essere destabilizzanti, la supervisione offre agli infermieri un luogo in cui esprimere le proprie emozioni e beneficiare di un feedback benevolo e costruttivo.
   - **Gestire i dilemmi etici**: la psichiatria, con le sue sfumature e complessità, presenta spesso casi eticamente ambigui. La supervisione aiuta a chiarire e a navigare in queste zone grigie.

2. Formazione continua: un impegno all'eccellenza
   - **Mantenersi aggiornati**: la ricerca psichiatrica è in costante evoluzione. La formazione continua ci permette di rimanere al passo con le ultime scoperte e raccomandazioni.
   - **Acquisire nuove competenze**: le esigenze dei pazienti cambiano, così come gli approcci terapeutici. La formazione continua ci permette di rispondere in modo ottimale a queste esigenze.
   - **Rispondere alle sfide contemporanee**: di fronte all'emergere di nuovi problemi (dipendenze da nuove

tecnologie, disturbi legati a sconvolgimenti sociali), la formazione può fornire risposte adeguate.

3. Benefici collaterali
- **Aumenta la fiducia in se stesso**: sentirsi aggiornato e supervisionato rafforza il suo senso di competenza e di efficacia professionale.
- **Networking professionale**: i corsi di formazione e le sessioni di supervisione offrono l'opportunità di incontrare e scambiare idee con altri professionisti del settore, arricchendo così la sua pratica.
- **Prevenire il burnout**: fornendo un forum per la discussione e l'apprendimento, la supervisione e la formazione continua svolgono un ruolo protettivo contro il burnout.

4. Impegno istituzionale e personale
- **Responsabilità istituzionale**: è essenziale che le istituzioni riconoscano l'importanza della supervisione e della formazione, destinando tempo e risorse a questi scopi.
- **Proattività individuale**: ogni infermiere, consapevole del valore di questi strumenti, dovrebbe cercare attivamente di beneficiare e investire nelle opportunità di formazione e supervisione.

La supervisione e la formazione continua non sono semplicemente dei supplementi al lavoro quotidiano dell'infermiere psichiatrico, ma delle necessità assolute. Garantiscono la qualità dell'assistenza, alimentano la crescita professionale e sostengono il benessere psicologico. In un campo così impegnativo e mutevole come la psichiatria, smettere di imparare non è un'opzione, è una responsabilità.

Prendersi cura di sé
per prendersi più cura degli altri.

La professione di infermiere psichiatrico è intrinsecamente impegnativa e oscilla tra momenti di intensità emotiva e momenti di pura beatitudine terapeutica. Tuttavia, parte della chiave per un'assistenza efficace ed empatica al paziente risiede nella capacità dell'infermiere di prendersi cura di se stesso. Questa autoconservazione non è un atto egoistico, ma una necessità per garantire una qualità ottimale dell'assistenza.

1. L'interconnessione dell'essere
   - **Reciprocità emotiva**: gli infermieri, in virtù del loro ruolo, sono ricettacoli delle emozioni dei loro pazienti. Se non vengono gestite correttamente, queste emozioni possono influire sulla loro stessa salute mentale.
   - **Lo specchio del benessere**: Gli infermieri che sono felici, sereni e a proprio agio con se stessi hanno maggiori probabilità di ispirare fiducia e tranquillità nei loro pazienti.

2. Tecniche e pratiche di autocura
   - **Meditazione e mindfulness**: queste pratiche la aiutano a concentrarsi, a ridurre lo stress e ad acquisire una prospettiva sugli eventi.
   - **Attività fisica**: l'esercizio fisico, sia esso dolce come lo yoga o più intenso come la corsa, è uno sfogo prezioso per il corpo e la mente.
   - **Hobby e passioni**: dedicarsi ad attività extra-professionali la aiuta a decomprimere e a riconnettersi con se stesso.
   - **Consultazioni terapeutiche**: le sessioni di psicoterapia o di coaching possono aiutarla a discutere i suoi sentimenti e a trovare strategie di coping.

3. L'importanza dei confini
  • **Confini lavoro-personale**: è fondamentale stabilire un chiaro confine tra vita professionale e personale, per evitare il rischio di burnout o di sovrainvestimento.
  • **Dire di no**: a volte deve dire di no a determinati compiti o richieste per preservare la sua integrità fisica ed emotiva.

4. Riconoscimento e accettazione
  • **Accettare i propri limiti**: riconoscere le proprie debolezze o i momenti di stanchezza non è una sconfitta, ma una consapevolezza necessaria per ricaricare le batterie.
  • **Celebrare le piccole vittorie**: congratularsi con lei per i successi quotidiani aumenta la sua autostima e la sua motivazione.

Prendendosi cura di sé e coltivando il proprio benessere, gli infermieri psichiatrici offrono indirettamente ai loro pazienti un ambiente terapeutico più sano e armonioso. Prendersi cura di sé non è un lusso; è una responsabilità verso se stessi e verso coloro che si aiutano quotidianamente. In definitiva, un infermiere equilibrato è una risorsa preziosa nel mondo della psichiatria.

CONCLUSIONE

Il futuro della psichiatria e infermieristica psichiatrica.

Nel corso degli anni, la psichiatria si è evoluta parallelamente ai progressi tecnologici, scientifici e sociali. Oggi, il campo si trova a un punto di svolta importante, permeato dalle scoperte mediche, dall'integrazione della tecnologia e da una rinnovata enfasi sulla cura olistica del paziente. Anche il ruolo dell'infermiere psichiatrico sta cambiando, adattando i metodi tradizionali alle esigenze contemporanee.

1. Medicina più personalizzata
   - **Psichiatria di precisione**: la capacità di indirizzare i trattamenti in base al profilo genetico e biochimico di ogni individuo potrebbe portare a cure più appropriate ed efficaci.
   - **Approcci integrativi**: l'integrazione di diverse discipline, come la nutrizione, la fisioterapia o l'arteterapia, per fornire un approccio completo.

2. Integrazione di tecnologie avanzate
   - **Terapie digitali**: l'uso di applicazioni e piattaforme di auto-aiuto diventerà probabilmente più comune.
   - **Realtà virtuale**: questa tecnologia potrebbe essere utilizzata per trattare disturbi come la fobia o il PTSD.
   - **Intelligenza artificiale**: per l'assistenza diagnostica, il monitoraggio del paziente e l'ottimizzazione del trattamento.

3. Cambiamenti nella formazione e nella pratica
   - **Formazione continua**: gli infermieri dovranno aggiornare continuamente le loro competenze per rimanere all'avanguardia nelle pratiche innovative.
   - **Ruolo ampliato per gli infermieri**: con un approccio più incentrato sul paziente, gli infermieri potranno

svolgere un ruolo ancora più centrale nel coordinamento e nell'erogazione delle cure.

4. Un approccio più umano
- **Combattere lo stigma**: maggiore consapevolezza ed educazione pubblica sui disturbi mentali.
- **Focus sulla prevenzione**: identificazione precoce di segni e sintomi, con un intervento più rapido.

5. Collaborazione multidisciplinare
- **Lavoro di squadra**: maggiore coordinamento tra psichiatri, infermieri, assistenti sociali e altri professionisti della salute per garantire un'assistenza completa.
- **Centri di assistenza olistica**: strutture che offrono una gamma completa di servizi, dalla diagnosi alla riabilitazione.

Il futuro della psichiatria e dell'infermieristica psichiatrica è promettente, con una moltitudine di opportunità di miglioramento e innovazione. Questa evoluzione, pur rimanendo incentrata sul paziente, si sforzerà di fornire un'assistenza di alta qualità, reattiva e integrativa, che rifletta le mutevoli esigenze della società. La fusione di tecnologia, scienza e umanesimo apre la strada a un futuro in cui l'assistenza psichiatrica sarà efficace e profondamente empatica.

Incoraggiare la ricerca e innovazione.

La psichiatria, come altri campi medici, è in costante evoluzione. È plasmata dalle scoperte scientifiche, dai nuovi approcci terapeutici e dalle mutate esigenze dei pazienti e della società. Tuttavia, per continuare a progredire, è essenziale promuovere la ricerca e l'innovazione. Questi due elementi, lavorando in sinergia, sono la forza trainante dei miglioramenti nell'assistenza e nel benessere dei pazienti.

1. I fondamenti dell'importanza della ricerca
La ricerca clinica e di base è fondamentale per la comprensione dei disturbi mentali, dalle loro cause al loro trattamento. È grazie a questa ricerca che oggi disponiamo di farmaci più efficaci, di interventi psicoterapeutici convalidati e di strategie preventive.

2. Spingendo indietro le frontiere della conoscenza
L'innovazione in psichiatria non si limita alla farmacologia. Comprende campi diversi come la neuroimmagine, la neuromodulazione, la terapia genica e l'intelligenza artificiale. Queste innovazioni hanno il potenziale per rivoluzionare il modo in cui comprendiamo, diagnostichiamo e trattiamo i disturbi mentali.

3. Creare un ambiente favorevole
- **Supporto istituzionale**: le università, gli ospedali e le altre istituzioni devono riconoscere l'importanza della ricerca psichiatrica e stanziare risorse sufficienti.
- **Finanziamento**: i governi, le organizzazioni private e i partenariati pubblico-privati devono investire nella ricerca e nell'innovazione psichiatrica.
- **Reti di collaborazione**: incoraggiare la collaborazione tra ricercatori, medici, pazienti e altri professionisti della sanità, al fine di incrociare le competenze e le prospettive.

4. Educare all'innovazione
È essenziale integrare l'importanza della ricerca e dell'innovazione nella formazione degli infermieri e degli altri professionisti sanitari. Devono essere incoraggiati a porre domande, a sfidare i metodi consolidati e a cercare costantemente miglioramenti.

5. Innovazione al servizio dei pazienti
Al centro di tutti questi sforzi c'è il paziente. Ogni scoperta, ogni innovazione è finalizzata a migliorare la loro qualità di vita, a ridurre la sofferenza e a ripristinare la salute mentale. È ricordando questo obiettivo finale che la ricerca e l'innovazione psichiatrica continueranno a fiorire.

Incoraggiare la ricerca e l'innovazione in psichiatria non è solo necessario, è vitale. In un momento in cui i disturbi mentali diventano sempre più complessi e di fronte alle sfide sociali e ambientali, è più urgente che mai promuovere una psichiatria illuminata, progressista e decisamente orientata al futuro.

www.ingramcontent.com/pod-product-compliance
Lightning Source LLC
Chambersburg PA
CBHW071042290526
45795CB00004B/1284